U0349358

三氧临床案例集

杨晓辉　杨占民　**主编**

科学技术文献出版社
SCIENTIFIC AND TECHNICAL DOCUMENTATION PRESS
·北京·

图书在版编目（CIP）数据

三氧临床案例集 / 杨晓辉，杨占民主编. —北京：科学技术文献出版社，2019.8
ISBN 978-7-5189-5542-8

Ⅰ.①三… Ⅱ.①杨… ②杨… Ⅲ.①氧疗法—案例 Ⅳ.① R459.6

中国版本图书馆 CIP 数据核字（2019）第 090126 号

三氧临床案例集

策划编辑：周国臻 责任编辑：周国臻 李 鑫 责任校对：张吲哚 责任出版：张志平

出 版 者	科学技术文献出版社	
地 址	北京市复兴路15号　邮编 100038	
编 务 部	(010) 58882938，58882087（传真）	
发 行 部	(010) 58882868，58882870（传真）	
邮 购 部	(010) 58882873	
官 方 网 址	www.stdp.com.cn	
发 行 者	科学技术文献出版社发行	
印 刷 者	北京地大彩印有限公司	
版 次	2019 年 8 月第 1 版　2019 年 8 月第 1 次印刷	
开 本	710×1000　1/16	
字 数	143千	
印 张	10.75	
书 号	ISBN 978-7-5189-5542-8	
定 价	128.00元	

编 委 会

声　明

　　三氧医学是指利用浓度精确的医用三氧气体，通过不同途径用于人体，以达到预防和治疗疾病目的的应用学科。

　　本案例集中所有案例均由医院提供，为保证案例真实性，本书仅对案例内容根据范本进行整理、筛选、编辑和常规校正，未改动原作者的真实意图。鉴于不同地区和医院采用的诊疗手段和撰写习惯存在差异，疗效评价无统一标准，建议医生读者根据临床实际情况实施诊疗，患者读者根据病情及时就诊。本书仅供学习、参考和借鉴，不作为临床诊疗的指南和依据，特此声明！

序

亲爱的读者们：

在过去的十年中，我们对于医疗的认识、对三氧治疗科学性的理解都取得了重大突破，特别是近期发表的有重大影响力的随机临床对照试验的研究成果：

Gu（2010）：三氧自体血疗法能够改善慢性重度肝炎患者的多种肾功能指标。

Borrelli（2012）：三氧自体血疗法能够改善年龄相关的黄斑变性患者的视力，且治疗效果优于单纯的维生素治疗。

Martinez－Sanchez（2012）：与单纯进行抗凝治疗相比，三氧自体血疗法联合抗凝治疗能够明显增加冠脉疾病患者的凝血酶原时间。

Zhang（2013）：在腰椎间盘突出的治疗中，与椎间盘注射倍他米松相比，椎间盘注射三氧表现出更优异的镇痛效果。

An（2018）：三氧局部注射治疗能够显著减轻三叉神经痛患者的疼痛。

很显然，目前三氧治疗的临床证据不仅包括不同的治疗区域，还涉及各种各样的应用方式（三氧自体血疗法、三氧套袋治疗、三氧局部注射治疗及其他局部治疗的方式），这些日益更新的临床数据对三氧治疗的安全性和有效性做了完美的诠释。

总体来说，现代的三氧治疗已经成了一种遵从于证据的循证医学的治疗方式，并且在全球的医疗中都扮演着日益重要的角色。三氧治疗代表了一种安全、有效、经济的治疗方式，同时也展现出广阔的适用范围和应用前景。

写作本书的主要目的是为三氧医护工作者提供现代的三氧治疗代表性案例和治疗细节，案例的内容涉及了目前三氧治疗的绝大多数病患部位和适用范围，治疗过程中均采用 Ozomed ® 系列的三氧发生器。本书中的案例内容包含了很棒的治疗经验，可为那些一线的三氧从业人员及三氧医疗事业的开拓者们提供参考和帮助，更重要的是，能够共同促进临床医疗的进展与突破，为那些饱受疾病折磨的患者提供更好的医疗服务。

然而我们必须承认，三氧治疗还有很长的路要走，仍需要保持不断探索的精神，进行更多的临床研究，为现代三氧治疗提供更丰富、更全面的数据支持，只有这样，才能够进一步明确临床治疗的方案，指导三氧治疗在临床中的开展，开拓出三氧治疗的一片新天地。

H. Renz

欧杨杰译

注：Harald Renz 教授，德国临床免疫学会会长，德国马堡大学分子诊断与病理学教授、美国哈佛医学院教授，是免疫疾病学界知名教授，2015 年曾在美国《新英格兰医学杂志》（影响因子 79.2）发表研究成果，致力于在全球研究和推广三氧治疗事业。

Dear Readers：

Our medical and scientific understanding of ozone therapy has made tremendous progress over the past decade. Important recent, predominately randomized controlled clinical studies include：

Gu (2010)：Major autoheamotherapy improved various renal function parameters compared to control group in patients with chronic severe hepatitis.

Borrelli (2012)：Major autohaemotherapy improved visual acuity in wet age-related macular degeneration compared to standard vitamin infusion treatment.

Martinez-Sanchez (2012)：Major autohaemotherapy plus antithrombic therapy significantly increased prothrombin time in patients with coronary artery diseases compared to antithrombic therapy alone.

Zhang (2013)：Excellent pain relief of ozone therapy via intradiscal injection in lumbar disc herniation compared to betamethasone.

An (2018)：Ozone therapy via local injections significantly reduced pain in patients with trigeminal neuralgia.

Remarkably, the clinical evidence spans a diverse array of therapeutic areas and diverse modes of application (autohaemotherapy, bag treatment, local injections, topical administration), all with consistent demonstrations of efficacy and safety.

Taken together, modern evidence-based ozone therapy plays an increasingly important role in treatment algorithms worldwide and represents a safe and low-cost treatment option with broad therapeutic applicability.

This book aims to provide detailed and representative case studies of modern ozone therapy across a broad range of specific indications in all major disease areas, where ozone therapy is used today. All patients were treated withOzomed ® ozone devices. The case studies of this book include best practices in order to assist medical practitioners in the day-to-day application of ozone therapy, thereby improving clinical outcomes for patients.

Modern ozone therapy has come a long way and data from ongoing and future clinical trials will guide therapeutic applicability across a growing treatment spectrum.

H. Renz

目　录

第一章　三氧在疼痛科的案例

第一节　头面部疼痛

案例1：面神经炎（慢性）

案例介绍：患者男性，44岁，左侧面部麻木伴口角歪斜20年，加重1个月。

现病史：患者20年前在无明显诱因下出现左侧面部麻木及口角歪斜，至徐州市某医院就诊，诊断为面神经炎，给予营养神经、活血化瘀治疗后症状好转。20年间患者左侧面部麻木及口角歪斜时轻时重，无耳鸣、颈项板紧、视物模糊。1个月前患者左侧面部麻木及口角歪斜加重，并出现左眼闭合困难，左侧肢体无力症状。

既往史：患者过去身体健康状况一般，否认肝炎、结核等传染病史；否认冠心病史；否认高血压史；否认食物及药物过敏史；否认手术史及输血史。

查体：左侧面部较右侧面部感觉减退，左侧额纹变浅，左侧口角歪斜、鼻唇沟浅，伸舌居中。双侧瞳孔正大等圆，直径约3.0 mm，对光反射存在，无眼球震颤。四肢肌力5级，肌张力正常，四肢腱反射（＋），生理反射存在，病理反射未引出。

入院诊断：面神经炎。

治疗：三氧套袋治疗，每天1次，每次20 min，共15次，隔天进行三氧水冲洗，共 15 次。三氧自体血疗法，从患者静脉抽取 100 mL 静脉血注入专用带有抗凝剂的一次性血袋里，向血袋注入同等体积的 $O_2 - O_3$ 混合气体，匀速晃动血袋 3～5 min，然后把血液重新回输到患者静脉中。三氧自体血治疗每天 1 次，共 15 次，第 1～第 15 天的治疗浓度分别为 20 μg/mL、20 μg/mL、25 μg/mL、25 μg/mL、30 μg/mL、30 μg/mL、35 μg/mL、35 μg/mL、40 μg/mL、40 μg/mL、45 μg/mL、45 μg/mL、45 μg/mL、50 μg/mL、50 μg/mL。

治疗效果：面部麻木减轻，口角歪斜改善（图 1-1）。

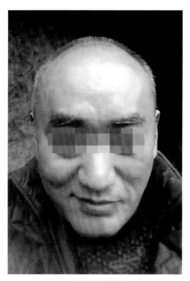 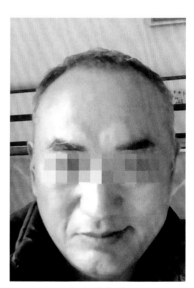

（a）治疗前　　　　　　　　　　（b）治疗后

图 1-1　面神经炎治疗前后对比

（范后宝）

案例 2：颈源性头痛

案例介绍：患者男性，41 岁，头部疼痛 10 余年。

现病史：患者于 10 年前在无明显诱因下出现头痛，疼痛发作时伴有恶心并呕吐，疼痛呈间断性，休息后疼痛不缓解，影响日常生活，VAS 评分 6～7 分，疼痛呈进行性加重。2009 年于上海某医院就诊，诊断为神经性头痛，给予口服药物（具体用药不详），治疗后未见缓解，后患者自行服用止痛药，效果不佳。2012年于北京某三甲医院就诊，诊断为神经性头痛，行头颅核磁及颈椎核磁检查未见异常，给予口服劳拉西泮（具体不详）治疗，治疗后疼痛稍有缓解，出院后疼痛再次复发。遂到天津某医院就诊，诊断为神经性疼痛，给予口服药物（具体用药不详）治疗，治疗后未见缓解。2016年于甘肃省某医院就诊，诊断为紧张性头痛，给予星状神经节阻滞治疗，治疗后疼痛稍有好转。2017年9月头痛再次复发，遂到深圳市某医院就诊，诊断为"头痛待查?"，给予营养神经及活血化瘀治疗（具体药物不详），治疗后疼痛缓解不明显，出院后患者间断服用止疼片缓解疼痛，但其缓解效果欠佳。患者为进一步诊治，分别于2018年10月和2019年3月在我院疼痛科就诊，并以颈源性头痛收入我科病房。患者自发病以来，一般情况可，精神可，饮食一般，睡眠欠佳，大小便正常，体重无明显下降。

既往史：患者平素身体健康状况一般，否认高血压、糖尿病、冠心病慢性病史；否认伤寒、结核、肝炎等传染病史，行双侧腹股沟疝手术3次，双眼行激光手术（具体不详）。曾口服大量止痛药多年，最多时口服止痛药24片/天，否认输血、外伤史；否认药物、食物过敏史；否认近期服用过阿司匹林。

查体：双瞳孔正大等圆，直径3 mm，对光反射灵敏。伸舌居中，脑膜刺激征阴性。颈部肌肉僵硬，双侧颈椎C2－3、C3－4椎旁压痛明显，颈静脉无怒张，颈动脉无异常搏动。气管居中，压颈试验（＋），双侧牵拉试验（＋）。

入院诊断：颈源性头痛。

治疗：30 μg/mL O₃ 三氧自体血每日1次，10次为1个疗程；8 mL 0.6%的利多卡因星状神经节阻滞，每日1次，10次为1个疗程；分别在2018年10月和2019年3月各做1个疗程，共计2个疗程。

治疗效果：治疗后头部疼痛症状消失，VAS评分0分。

（李彤）

案例 3：非典型性面痛

案例介绍：患者女性，77 岁，面部疼痛 30 余年，加重 3 个月。

现病史：患者 30 年前在无明显诱因下出现面部疼痛，呈持续性疼痛，且疼痛难忍，遂于某院就诊，初期诊断为牙痛，并拔除牙齿（具体不详），疼痛未见明显缓解，再次就医多家医院，诊断为三叉神经痛，给予卡马西平一次 1 片，一天 2 次及营养神经治疗，疼痛未见明显缓解，后在某院用中药汤剂治疗（具体不详），疼痛稍有缓解。后期患者自行服用卡马西平一次 1 片，一天 2 次及甲钴胺片一次 1 片，一天 3 次，疼痛明显减轻可忍受。患者于 3 个月前面部突发疼痛，且呈进行性加重，口服卡马西平无效，严重影响日常生活，VAS 评分 6~7 分。今为进一步诊治，遂来我院，门诊以非典型性面痛收治。自患病以来，患者神志清，精神欠佳，食欲欠佳，睡眠欠佳，大小便正常。

既往史：患者平素身体健康状况一般，患有高血压数年，血压控制欠佳。否认糖尿病、冠心病史；否认伤寒、结核、肝炎等传染病史；否认手术、输血、外伤史；否认药物、食物过敏史；否认近期服用过阿司匹林。

查体：五官端正，皮肤无明显红肿、皮温不高。双瞳孔正大等圆，直径 3 mm，对光反射灵敏，双侧角膜反射、睫毛反射对称正常。伸舌居中，触碰面部疼痛加重，无明显温觉、触觉障碍，无明显的"扳机点"。面部肌力正常，无明显肌萎缩。

入院诊断：非典型性面痛。

治疗：①行 30 μg/mL O_3 三氧自体血疗法 10 次，每日 1 次，10 次为 1 个疗程。

②口服甲钴胺片和维生素 B_1，各一次 1 片，一日 3 次。

治疗效果：患者面部疼痛明显改善，夜间睡眠质量明显提高，VAS 评分 2~3 分。

（李彤）

第二节　脊柱源性疼痛

案例 1：腰椎间盘突出症

案例介绍：患者女性，64 岁，腰腿疼痛 1 年余。

现病史：患者 17 个月前在无明显诱因下出现间断性左下肢痛，放射至小腿，持续天数不等，未系统诊治。

既往史：腰椎间盘突出病史 1.5 年，平时腰腿疼痛，自服药物治疗，具体不详。2016 年 12 月 1 日在外院行椎间孔镜下腰椎间盘髓核摘除 + 椎间孔扩大成形术。否认肝炎、结核等传染病史；否认心脏病、高血压病、糖尿病等慢性病史；否认重大外伤、输血史；否认药物食物其他物质过敏史。

查体：腰椎 MR 提示，腰椎骨质退行性改变，L2 - 3、L4 - 5、L5 - S1 椎间盘突出，S2 骶管囊肿。

入院诊断：腰椎间盘突出症、腰椎术后、椎管狭窄。

治疗：腰椎硬膜外腔间隙注射利多卡因 5 mL + 生理盐水 15 mL + 腺苷钴胺 0.5 mg + 曲安奈德 20 mg，L2 - 3、L4 - 5、L5 - S1、骶管每个部位注射该药物 5 mL，再加 5 mL 三氧，每周 1 次，连续 5 周。同时予三氧自体血疗法 10 次，每天 1 次，每周 5 次，连续两周。

治疗效果：患者疼痛基本消失，VAS 评分 1 ~ 2 分。

讨论：腰椎间盘突出症引起腰腿疼的主要原因是机械性压迫和化学性刺激，椎间盘的纤维环破裂，髓核突出，使神经根受刺激和压迫，产生水肿、炎症等症状。注射疗法将消炎止疼的药物及三氧直接注射到神经根周围，具有抗炎消肿、营养神经的作用。加上三氧自体血疗法，能够在急性期迅速消肿，对急性炎症和后期慢性炎症作用明显，能抑制成纤维细胞的增生和粘连。

　　三氧自体血疗法是将 100 mL 的患者自体氧抽至一次性自血耗材含抗凝剂的血袋中，注入 100 mL 适宜浓度的医用三氧，并混合 5 min，通过利用医用三氧的强氧化性进行血液处理，氧化血液中的脂质物质与蛋白多糖的复合体，杀灭改变微生物，然后再回输到人体的一种治疗疾病的方法。三氧自体血疗法可改善血液流动，改善微循环，提高自身供氧、供血，减轻水肿。此外，三氧可预防和逆转退行性疾病预防和消除自身免疫疾病，减轻疼痛，镇静消肿。

参考文献

[1] 倪家骧，王子仟，安建雄．坐骨神经痛［M］//临床疼痛治疗学．天津：天津科学技术出版社，2003.

[2] 王闯建，张晓博，吴学建，等．椎间盘镜技术治疗高位腰椎间盘突出症 12 例［J］．中华显微外科杂志，2014，37（4）：392－394.

（秦丽欣）

案例 2：腰椎间盘突出症

案例介绍：患者女性，60 岁，主诉外伤后腰部疼痛 10 余年。

现病史：患者 11 年前被撞倒致腰背部不能活动，颈椎、胸椎、腰椎都有不同程度损伤，其中腰椎最重。患者平躺翻身需要别人帮助，坐位、站立、行走时疼痛加重，疼痛未向双下肢放射。疼痛随天气季节变化加重，睡眠质量差。经某区医院治疗不见好转后转某三甲医院进行腰椎 MRI 检查，诊断为腰椎间盘突出症。

病史：行药物（布洛芬缓释片等）、理疗、针灸、推拿等治疗，未见明显好转，为进一步诊治来我院疼痛科。

查体：患者身体健康状况一般，脊柱未见明显侧弯及畸形，腰部前屈活动受限，L2－3、L3－4、L4－5 棘突旁压痛（＋），直腿抬高试验（＋），右腿较左腿轻，双下肢皮温凉，双膝腱反射正常，双跟腱反射正常。

辅助检查：腰椎 MRI 提示，L2 – 3、L3 – 4、L4 – 5 椎间盘突出。

治疗：L4 – 5 硬膜外侧间隙利多卡因 5 mL + 生理盐水 15 mL + 腺苷钴胺 0.5 mg + 曲安奈德 20 mg + 三氧 5 mL 进行联合注射。

治疗效果：该患者于我科门诊共就诊 1 个疗程（5 次），第 1 次治疗后效果明显，VAS 评分由治疗前的 9 分减至 4 分；3 次治疗后患者可以正常活动，骑自行车；1 个疗程后疼痛基本消失。1 年后随访无复发。

（马云改）

案例 3：腰椎间盘突出症

案例介绍：患者男性，51 岁，腰痛伴左下肢疼痛 5 个月。

现病史：入院前 5 个月在无明显诱因下出现腰部疼痛伴左下肢痛，疼痛程度剧烈，劳累后加重，休息可稍缓解。无行走不稳，走路无踩棉花感，无双下肢麻木、无力。就诊当地医院查腰椎 CT 提示，L4 – 5、L5 – S1 腰椎间盘突出，未诊疗。今为进一步诊疗，求诊我院，门诊以腰椎间盘突出症（L4 – 5、L5 – S1）收住入院。

既往史：患者平素体健，否认病毒性肝炎、肺结核传染病史；否认高血压、糖尿病、高血脂病史；否认脑血管疾病、心脏病史；否认外伤、输血、中毒、手术史；否认药物、食物过敏史。

查体：腰椎生理曲度变直，双侧腰肌紧张，弯腰活动受限（前屈 30°、后伸 10°、左右侧屈 10°、旋转 15°）。腰 L4 – 5 棘上轻压痛叩痛，腰 L3 – 5 棘突左侧压痛明显，左直腿抬高 60°（＋），加强试验（＋），右直腿抬高 80°（－），加强试验（－）；双下肢肌力、肌张力、感觉、血运未见明显异常。

辅助检查：腰椎 MRI 提示，L4 – 5、L5 – S1 腰椎间盘突出。

入院诊断：腰椎间盘突出症（L4 – 5、L5 – S1）。

治疗：完善相关检查示有手术指征无明显手术禁忌证，在局麻下行侧腰椎间盘靶点三氧消融术（L4 – 5）。

治疗效果：腰痛及左下肢疼痛好转。查体提示，腰椎活动度改善，腰 L4 - 5 棘上轻压痛，无叩痛，腰 L3 - 5 棘突左侧压痛明显减轻；左直腿抬高 80°（－），加强试验（－），右直腿抬高 80°（－），加强试验（－）；双下肢肌力、肌张力、感觉、血运未见明显异常。随访 3 个月腰部疼痛症状基本消失。

（王晓明）

案例 4：腰椎间盘突出症

案例介绍：患者女性，53 岁，腰痛伴右下肢麻痛 1 年，加重 10 天。

现病史：患者 1 年前在无明显诱因下出现腰痛伴右下肢麻痛，行走站立症状偶发加重，卧床休息症状改善，未予重视。症状时有反复，影响日常生活，曾就诊福建省某医院。查腰椎 CT 提示，L4 - 5 椎间盘突出（中央型），L5 - S1 椎间盘突出（中央偏右型），腰椎退行性改变。具体治疗不详。今来我院骨科门诊就诊，门诊拟 L4 - 5、LS - S₁ 椎间盘突出症收入我科行进一步系统诊治。

既往史：高血压病史 2 年，糖尿病史 2 年。否认病毒性肝炎、肺结核病史；否认高血脂病史；否认脑血管疾病、心脏病史；否认外伤、输血、中毒、手术史；否认药物、食物过敏史。

查体：腰椎生理曲度变直，双侧腰肌稍紧张，弯腰转侧稍受限，腰 L5 - S₁ 棘上压痛叩痛，腰 L4 - 5、L5 - S₁ 右侧棘旁压痛、叩痛，伴放射右臀部、右大腿后侧。右直腿抬高 60°（＋），加强试验（＋），左直腿抬高 80°（－）；双下肢肌力肌张力正常，双侧膝跳、跟腱反射无明显减弱，双拇趾背伸肌力无减弱，双下肢皮肤感觉正常，末梢血运正常，其余肢体无异常。

辅助检查：腰椎 CT 提示，L4 - 5 椎间盘突出（中央型）；L5 - S1 椎间盘突出（中央偏右型）；腰椎退行性改变。

入院诊断：L4 - 5、L5 - S₁ 椎间盘突出症。

治疗：完善相关检查示有手术指征无明显手术禁忌证，在局麻下行侧路靶点三氧消融术（L4-5）。

治疗效果：腰痛及右下肢疼痛好转。查体提示，弯腰转侧活动改善，腰1-腰5棘上压痛叩痛轻，L4-5、L5-S$_1$右侧棘旁压痛、叩痛减轻，偶伴放射右臀部、右大腿后侧；右直腿抬高75°（+），加强试验（-），左直腿抬高80°（-）；双下肢肌力肌张力正常，双侧膝跳、跟腱反射无明显减弱，双拇趾背伸肌力无减弱，双下肢皮肤感觉正常，末梢血运正常，其余肢体无异常。随访3个月腰部无明显症状，右下肢仍有疼痛；随访6个月基本无临床症状。

（王晓明）

案例5：腰椎术后疼痛

案例介绍：患者女性，间断腰痛10余年，加重14天。

现病史：患者10余年来间断腰部疼痛，需要口服药物来控制疼痛。14天前疼痛加重，行走困难，卧床后有缓解。否认双下肢麻木疼痛及乏力；否认大小便异常。自患病以来，患者无头痛、头晕，无胸痛、腹痛，饮食、睡眠可。

既往史：高血压病史35年，口服代文、硝苯地平，血压控制平稳；糖尿病病史15年，皮下注射诺和灵，每天4次，血糖控制平稳；抑郁症14年，口服欣百达；13年前，因腰椎管狭窄症行腰椎后路减压、椎间融合、内固定术；胃溃疡5个月，现无症状；否认肝炎、结核等传染病史；否认外伤史；有输血史，无输血反应；预防接种史不详。

查体：腰椎双侧肌张力高，广泛压痛，ROM中度受限，直腿抬高试验（+），无麻木，无发热，VAS评分7~8分。

入院诊断：腰痛、腰椎管狭窄症术后。

治疗：①腰椎局部神经阻滞（利多因卡5 mL+生理盐水15 mL+腺苷钴胺0.5 mg+曲安奈德20 mg进行注射）+三氧20 mL（浓度

30 μg/mL），一周 1 次，5 次为 1 个疗程。

②三氧自体血疗法 15 次，一天 1 次，一周 5 次，持续 3 周，初始浓度 30 μg/mL，两天后浓度增加到 40 μg/mL，之后浓度不变。

治疗效果：治疗 5 次后，患者主诉疼痛明显减轻，已停止服用止痛药，VAS 评分 3～4 分；疗程结束后患者可以很轻松地行走一段距离。

讨论：（1）三氧的抗炎作用：通过拮抗炎症反应中的免疫因子释放、扩张血管、改善静脉回流、减轻神经根水肿及粘连，从而达到缓解疼痛的目的。

（2）三氧的抑制免疫反应：纤维环断裂后释放的糖蛋白和 β - 蛋白等作为抗原物质，使机体产生免疫反应，三氧具有抑制免疫的作用。

（3）三氧的镇痛作用：三氧的镇痛作用直接作用于椎间盘表面、邻近韧带、小关节突出及腰肌内广泛分布的神经末梢，这些神经末梢因被炎性因子和突出髓核所释放的化学物质（如 P 物质或磷酸酶 A2 等）激活而产生疼痛。

（4）自体血疗法可以提高血氧饱和度，改善血液循环。

参考文献

[1] 李继亮，崔守春，赵建春. 应用注射臭氧治疗腰椎间盘突出症的初步探讨 [J]. 实用医技杂志，2007，14（8）：1028－1029.

（田月娇）

案例 6：腰椎间盘突出症

案例介绍：患者女性，76 岁，腰部伴双下肢疼痛 6 年，加重 3 个月。

现病史：患者于 6 年前在无明显诱因下突然出现腰部及双下肢疼痛，呈放射性酸胀，日常生活无明显影响，VAS 评分 4～5 分，休息后逐渐缓解，在外院就诊，诊断为腰椎间盘突出症，并给予腰部理疗，症状稍有缓解。2016 年 9 月，因腰腿部疼痛加重，遂到兰州某医院就诊，诊断为腰椎间盘突出症，行中医理疗治疗，症状未见明显缓解。近 3 个月出现双下肢疼痛，左下肢为重，疼痛呈放射性，活动时加重，休息稍缓解，严重影响生活，VAS 评分 6～7 分，未行任何治疗。为明确诊治，遂来我院疼痛科门诊就诊，门诊以腰椎间盘突出症，收入我院疼痛科病房治疗。自发病以来，患者一般情况尚可，精神尚可，饮食一般，睡眠一般，大小便正常，体重无明显下降。

既往史：平素身体健康状况良好，高血压病史 5 年，血压最高 160/90 mmHg，目前服用利舍平 0.25 mg，每天 1 次；糖尿病病史 6 年，目前服用药品二甲双胍 0.5 g（每天 2 次）、格列喹酮 30 mg（每天 2 次），血糖目前尚可，空腹血糖 7～8 mmol/L，餐后 2 h 血糖 11～12 mmol/L。否认冠心病；否认伤寒、结核、肝炎等传染病史；否认输血、外伤史；有磺胺类、螺旋霉素药物过敏史；否认近期服用过阿司匹林。

查体：腰肌紧张，腰部压痛（＋），L4－5 脊柱叩击时有放射痛，放射至右腿外侧及足背部，骶髂关节无疼痛，臀肌无紧张，压痛（－），右侧"4"字试验（＋），梨状肌试验（－），屈膝屈髋试验（－），Laseque Test 右侧 40°、左侧 30°，俯卧持续髋后伸试验（＋）。浅、深感觉正常。上下肢肌力及肌张力正常，无明显肌萎缩，共济运动正常。

入院诊断：腰椎间盘突出症。

治疗：CT 监测行 L4－5 椎间盘三氧髓核消融术（椎间盘内注入 10 mL 40 mg/mL O_3 气体）＋纤维环电凝射频术＋神经根粘连松解术（椎旁安全三角区注入 15 mL 30 μg/mL O_3 气体）。

治疗效果：术后患者自诉腰部及双下肢疼痛基本消失，"4"字试验（－），屈膝屈髋试验（－），Laseque Test 右侧 80°、左侧 80°。

（李彤）

案例 7：腰椎间盘突出症

案例介绍：患者女性，64 岁，双下肢麻木疼痛 20 余年，加重 3 年。

现病史：患者 20 余年前在无明显诱因下出现双下肢麻木疼痛，偶有发作，未予特殊重视，后症状时轻时重。入院前 3 年患者症状加重，主要以双侧大腿前外侧及小腿后侧为重，呈持续性酸胀性疼痛，卧位时酸胀加重，严重影响睡眠，下床活动后可部分缓解，长时间行走可加重酸胀症状，入院前 1 年余就诊于天津市某医院予对症治疗缓解不明显（具体诊疗不详）。入院前 2 个月在天津另一家医院行全脊柱核磁检查示颈椎间盘突出及腰椎间盘突出（未见具体报告），予对症治疗后缓解不明显（具体诊疗不详），后间断就诊行针灸等治疗后均无明显缓解，患者疼痛难忍，严重影响生活。为求进一步诊治，门诊以腰腿痛、腰椎间盘突出收入住院。患者自发病以来，精神、睡眠及饮食欠佳，大小便正常，体重无明显变化。

既往史：颈椎间盘突出、神经痛、骨质疏松、糖尿病、心动过速、睡眠障碍、慢性胃炎。

查体：BP 130/80 mmHg。神志清，精神可，生命体征平稳，双侧瞳孔正大等圆，对光反射正常，心肺腹未见明显异常，胸廓无明显畸形，腰椎生理曲度变直，活动可，双下肢不肿。双上肢肌力减弱，双下肢肌肉萎缩，双下肢肌力减弱（Ⅵ级），腰椎旁无压痛，直腿抬高试验（-），"4"字试验（-），其余未见明显异常。血常规检查提示，白细胞 5.8×10^9/L，红细胞 4.06×10^{12}/L，血小板 170×10^9/L；肝功能检查提示，谷丙转氨酶 22.2 U/L，谷草转氨酶 17.8 U/L，总胆红素 11.2 μmol/L；肾功能检查提示，肌酐 40.6 μmol/L，尿素 5 mmol/L；心电图提示，窦性心律。

入院诊断：腰椎间盘突出、颈椎间盘突出、神经痛、骨质疏松、糖尿病、心动过速、睡眠障碍、慢性胃炎。

治疗：三氧自体血回输疗法配合营养神经、抗骨质疏松、镇痛治疗。

治疗效果：双下肢麻木疼痛缓解明显，双下肢肌力增强（Ⅴ级），行走距离较前增长，睡眠质量改善。

（史可梅　王彦欣　韩杰　韩晨阳）

案例 8：脱髓鞘性脊髓病

案例介绍：患者女性，50 岁，右下肢麻木 3 天。

现病史：患者 3 天前在无明显诱因下出现右下肢麻木，对外界刺激感觉敏感度下降。自诉洗澡时无法感觉水的温度，对热水没有反应，伴右下肢疼痛，症状呈持续性发作，程度中，活动无受限，伴右侧面部无汗，偶感腰部酸痛。无畏冷、发热，无咳嗽、咳痰，无胸闷、胸痛，无腹痛、腹泻，无头晕、头痛，无视力下降、视野缺损，无大小便失禁等不适。

既往史：高血压病史 3 年，最高血压达 160/100 mmHg，未规律口服氨氯地平 5 mg，每天 1 次，控制血压，未定期监测血压，具体血压控制不详。

查体：右侧胸 4 水平以下痛觉、触觉减弱，右侧腹壁反射减弱；双侧肱二头肌反射、肱三头肌反射、膝腱反射、跟腱反射正常对称，双侧病理反射未引出，脑膜刺激征呈阴性。生化提示，混合型高脂血症；心脏彩超提示，左室舒张功能减低；颈部彩超提示，动脉硬化（软斑形成）；腹部彩超提示，脂肪肝、膀胱与右侧输尿管末端交界处结石；胸椎 MRI 提示，C3 - 4、C4 - 5 椎间盘突出、病变，C5 - 6 骨质增生，T1 - 4 平面脊髓异常信号，考虑脱髓鞘病变可能性大，建议治疗后复查。

入院诊断：脱髓鞘性脊髓病。

治疗：住院期间给予甲基强的松龙冲击治疗，患者症状好转后出院，出院时仍有轻微右下肢麻木感、烧灼感、疼痛感，但可感知水的温度。后给予三氧自体血治疗，每周 3 次，10 次为 1 个疗程。治疗浓度 20 ~ 40 μg/mL，首次浓度 20 μg/mL，以后以 5 μg/mL 递增至 40 μg/mL。

治疗效果：3 次治疗后患者诉右下肢麻木感、烧灼感、疼痛感明显减轻，1 个疗程后上述症状均消失。

讨论：脊髓脱髓鞘病变是一组脑和脊髓髓鞘破坏或髓鞘脱失为主要特征的疾病，临床较为罕见。急性期的治疗以减轻症状、减轻残疾程度为主。患者经过甲基强的松龙冲击治疗后，仍有轻微的右下肢麻木感、烧灼感、疼痛感。对上述感觉异常，通常的治疗方法是营养神经、改善循环，但疗效一般。而患者在我院使用三氧自体血疗法1个疗程后感觉异常消失，说明三氧自体血疗法对脊髓脱髓鞘病具有可靠的疗效。

（李能文）

第三节　骨性关节炎

案例1：膝关节炎

案例介绍：患者女性，64岁，左侧膝关节反复疼痛伴活动受限5年，加重7天。

现病史：患者主诉5年前开始出现左侧膝关节反复疼痛，为持续性钝痛无向他处放射，疼痛可因体位改变而诱发，劳累时加重，休息可缓解，由于病情较轻未进行治疗。于1周前再发，并出现左下肢放射痛，伴左下肢乏力、活动受限，晨起出现左膝关节僵硬，时间少于30 min，活动后改善，近1周出现静息痛，休息不能缓解。在其他医院就诊，效果欠佳，到我院疼痛科就诊，行X光提示左膝关节骨性关节炎，诊断左膝关节炎。自发病以来无畏寒、发热，无午后潮热，无间歇性跛行，无消瘦、抽搐、头痛、头晕，无恶心、呕吐，无胸闷、气促、呼吸困难，精神、食欲可，大小便正常。

既往史：患者平素体健，否认肝炎及结核传染病史；否认外伤及手术、输血史；否认药物过敏史。

查体：T 36.7 ℃，P 85次/min，R 20次/min，BP 114/71 mmHg，发育正常，营养良好，神志清，面容痛苦，查体合作。全身皮肤、巩膜无黄染。无皮下出血点及异常结节，皮温正常。全身浅表淋巴结未触及肿大。无头颅大小形态异常。结膜无充血，双侧瞳孔正大等圆，直径约3 mm，对光反射灵敏。耳郭无先天畸形，外耳道无异常分泌物。鼻外形正常，鼻腔未见异常分泌物。口唇红，无发绀，咽无红肿，扁桃体未见肿大。颈无抵抗感，颈静脉正常，肝 – 颈静脉回流征呈阴性，气管居中，甲状腺未及肿大及结节，未闻及血管杂音。胸廓无先天畸形，无压痛。呼吸运动自如，双肺语颤对称，无胸摩擦音。X 线提示，关节间隙变窄，左膝关节骨性关节炎。

入院诊断：左侧膝关节炎。

治疗：①关节腔注射。2% 的利多卡因 + 0.9% 的氯化钠注射液 + 曲安奈德 + 医用 O_3。

②三氧自体血疗法。根据患者体重及身体情况抽取 100 mL 静脉血注入专用的带有抗凝剂的一次性血袋中，再向血袋注入同等体积的 O_2 和 O_3 混合气体，并匀速晃动血袋 3 ~ 5 min，然后把血液重新回输到患者静脉中。三氧自体血治疗每周 5 次，15 次为 1 个疗程，治疗浓度为 30 ~ 50 μg/mL，首次浓度 30 μg/mL，以后以 10 μg/mL 递增至 50 μg/mL。

治疗效果：治疗 3 次后左侧膝关节未见明显肿胀；皮色正常，皮温正常；左侧膝关节髌周压痛减轻仅腘窝有轻压痛。患者 VAS 评分由 9 分降至 2 分。

讨论：膝关节炎牵扯范围非常广泛，种类繁多，病因各异，普遍的临床症状均可表现关节疼痛。

三氧疗法治疗关节炎作用原理如下。

（1）抑制缓激肽的释放和抑制炎性介质 PGs 的合成，减轻疼痛。

（2）抗炎及抑制免疫性反应。

（3）直接作用于神经末梢，并刺激抑制性中间神经元释放脑腓肽等物质，达到镇痛的目的。试验和临床研究均表明三氧能缓解大多数腰腿痛和坐骨神经痛。减低神经根压力、减轻炎症反应均是其镇痛作用的重要环节。

（4）改变关节腔内的内环境，从而促进关节软骨的修复再生，延缓关节退化速度。

参考文献

[1] ADRIANA S, GREGORIO M S, FADI S, et al. The madrid declaration on ozone therapy [M]. 2nd ed. Spain: Grafox Imprenta, 2015.

(徐硕)

案例 2：膝关节炎

案例介绍：患者女性，55 岁，因右膝疼痛半年，加重伴红肿 3 天入院。

现病史：患者半年前行走时突然出现右膝关节疼痛，休息后稍缓解，未予重视治疗。上述症状与天气变化无明显关系，3 天前上述症状较前加重，伴右膝关节红肿，无法行走，于当地医院就诊后给予口服药物治疗，症状未见明显缓解。为求进一步治疗，入淮北某医院疼痛科门诊就诊。

既往史：有高血压病史 3 余年，规律服用硝苯地平片（具体用法及剂量不详），血压控制尚可；否认糖尿病、冠心病、脑梗死病史；否认药物及食物过敏史。

查体：神志清，精神欠佳。双膝轻度外翻畸形，右膝红肿，周径 50.00 cm，左膝周径 46.5 cm，左膝浮髌试验（−），右膝浮髌试验（＋）。

辅助检查：予以右膝关节正侧位、右膝关节 MRI 平扫。

入院诊断：右膝关节炎。

治疗：2 mL 1% 的利多卡因 + 15 mL 30 μg/mL 三氧右膝关节腔内外注射，每天 1 次，共 10 次；配合三氧自体血疗法 30 μg/mL，每隔日 1 次，10 次为 1 个疗程。

治疗效果：1 个疗程结束，患者右膝红肿较前明显消退，右膝周径 47.00 cm，左膝周径 47.00 cm，行走后未出现其他不适。

(王昌合)

案例 3：双膝骨性关节炎

案例介绍：患者女性，54 岁，双膝疼痛 2 年，加重 3 天。

现病史：2 年前患者在无明显诱因下双膝关节疼痛，内侧疼痛明显，偶有僵硬、屈伸受限、不能负重行走，疼痛无明显游走性，关节无肿胀变形，未引起重视，未进行任何治疗。3 天前双膝关节疼痛加重，求诊我院骨科门诊；今为求进一步治疗，门诊拟诊双膝骨性关节炎收入住院。

既往史：患者既往体健，否认病毒性肝炎、肺结核病史；否认高血压、糖尿病、高血脂病史；否认脑血管疾病、心脏病病史；否认外伤、输血、中毒、手术史；否认药物、食物过敏史。

查体：双膝关节内侧广泛压痛，双膝髌骨下缘压痛，关节被动运动可闻及骨擦音，双膝浮髌试验（－）。膝关节屈伸活动受限，四肢肌力、肌张力正常，双下肢膝腱反射稍减弱，双下肢皮感血运正常，双下肢无浮肿。

辅助检查：血沉 49.00 mm/h。抗 O 试验 213.1 IU/mL。

入院诊断：双膝骨性关节炎。

治疗：予双膝关节局部臭氧注射，共 5 次。

治疗效果：双膝关节疼痛明显好转，活动度改善。

（王晓明）

案例 4：膝关节疼痛

案例介绍：患者男性，73 岁，多关节疼痛 30 余年，加重 1 个月。

现病史：患者于 30 余年前在无明显诱因下出现双膝关节疼痛，关节肿胀不明显，活动时疼痛加重，后逐渐出现双髋、双肘、双肩等多部位疼痛，呈游走性，无口干、眼干、发热、皮疹、脱发、口腔溃疡及双手雷诺现象等，未到医院系统诊治，间接口服止痛药物及外贴膏药治疗，症状时轻时重。1 个多月前，患者在无明显诱因下再次出现周身关节疼痛，部位不固定，偶有剑突下疼痛，多于饭后出现，持续数分钟至半小时可自行缓解，无腹痛、恶心、呕吐、胸闷、憋气、咳嗽、咳痰等不适。今入住我院。自发病以来，患者精神、饮食及睡眠可，大便正常、排小便略有困难，近一年体重下降约 3 kg。

既往史：2005 年于北京某医院行主动脉瓣瓣膜置换术，有鼻息肉切除病史。否认高血压、冠心病及糖尿病慢性病史；否认肝炎、结核等传染性疾病史；否认重大外伤及输血史；否认食物、药物过敏史，预防接种史不详。

查体：患者一般情况可，双膝关节疼痛，关节肿胀不明显，后逐渐出现双髋、双肘、双肩等多关节疼痛，活动轻度受限。VAS 评分 6～7 分。

入院诊断：骨关节炎。

治疗：关节腔注射，在关节腔内注射消炎镇痛药 5 mL 利多卡因 + 15 mL 生理盐水 + 0.5 mg 腺苷钴胺 + 20 mg 曲安奈德 + 20 mL 臭氧（浓度 30 μg/mL），每周 1 次，5 次为 1 个疗程。

治疗效果：1 个疗程后患者主诉膝关节疼痛较前明显减轻，VAS 评分由原来的 6～7 分降至 3～4 分，夜间睡眠较之前有所好转。

讨论：（1）三氧可以灭活或抑制蛋白水解酶和炎性细胞因子，减轻炎症。

（2）三氧可以诱导抗氧化酶——超氧化物歧化酶、谷胱甘肽超氧化物酶的产生。使间质细胞和关节软骨合成增多，刺激软骨和纤维原细胞增殖，起到一定的修复作用。

（3）抑制缓激肽的释放和抑制炎性介质 PGs 的合成，可以减轻疼痛（刺激细胞因子释放中和局部的炎性介质，如 IL－1、IL－2、IL－15、TNF 减轻炎症）。

（4）促进免疫抑制因子的释放（如 TGF－β1、IL－10），抑制免疫反应。

（5）具有氧化蛋白多糖的作用，蛋白多糖带正电荷可吸引负电荷有增加正电荷的特性。

（6）镇痛作用。注射后直接作用于神经末梢并抑制中间神经元的释放及脑啡肽等物质，从而达到镇痛的作用。

参考文献

[1] ADRIANA S，GREGORIO M S，FADI S，et al．Madrid declaration of ozone therapy ［M］．2nd ed．Spain：Grafox Imprenta，2015．

[2] 严相默．临床疼痛学 ［M］．延吉：延边人民出版社，1996．

（田月娇）

案例 5：左肩袖损伤

案例介绍：患者女性，63 岁，左肩臂疼痛，活动受限 2 个月。

现病史：患者 2 个月前劳累后出现左肩臂疼痛，活动不利，严重时伴左上肢麻木，曾就诊当地医院行针灸、拔罐、牵引等治疗，症状有所改善。2 个月来上述症状反复发作，左肩活动受限明显，影响日常生活，为求进一步诊治，就诊我院疼痛科门诊。行左肩关节 MR 提示，左肩袖损伤。遂拟左肩袖损伤收住入院。

既往史：患者既往体健，否认病毒性肝炎、肺结核传染病史；否认高血压、糖尿病、高血脂等慢性病史；否认脑血管疾病、心脏病病史；否认外伤、输血、中毒、手术史；否认药物、食物过敏史。

查体：左肩肌肉紧张；左肩结节间沟压痛明显，活动受限，前屈70°，外展50°，后伸受限，双上肢肱二头肌、肱三头肌腱反射无减弱，双上肢皮感血运正常。

辅助检查：左肩关节磁共振平扫提示，左肩关节囊积液，喙突下滑膜炎症伴积液；左侧肩袖损伤；左侧肱骨头异常信号，多考虑退变。

入院诊断：左肩袖损伤。

治疗：予左肩关节局部三氧注射，共 5 次。

治疗效果：左肩关节疼痛明显缓解，前屈、后伸、外展活动度改善。

（王晓明）

案例 6：双踝关节骨性关节炎、湿疹

案例介绍：患者女性，91 岁，主诉双踝关节疼痛不适 2 年。

现病史：患者 2 年来因久站、久走后双踝关节出现活动性疼痛不适症状，踝关节活动受限，并伴有关节活动僵硬感，疼痛范围局限于内踝关节处，于久站、负重活动、行走过多及上下楼时疼痛症状加重，休息后疼痛可缓解，影响患者日常生活。为求进一步诊治，患者来我院疼痛门诊就诊，行双踝 X 线片提示，双踝关节骨性关节炎。经详询病史后门诊以"踝关节骨性关节炎"收住我院疼痛科。患者否认有高热、寒战、无全身其他关节红、肿、热和痛等症状。既往无食用海鲜、动物内脏等高嘌呤食物致关节红肿热痛病史，无四肢关节游走性疼痛及红肿不适。病程中患者一般情况可，神志清，精神可，饮食可，入眠可，大小便正常。近期体重无明显减轻。

既往史：患者既往双下肢及双足部湿疹多年，否认高血压、糖尿病、冠心病慢性病史；否认结核及肝炎等传染病病史。否认外伤手术及输血史；预防接种史不详；否认药物、食物过敏史。

查体：患者双踝关节及双足皮肤多处皮疹、溃烂、渗血、皮屑，双踝关节骨性肥大，内踝关节肿胀，双踝关节皮温正常，双踝关节活动受限（背伸 >20°、跖屈 <20°、内翻 <10°、外翻 <10°），双踝关节内侧缘压痛（+）、双足内、外翻试验（+）、双侧跟骨叩击试验（+）、双侧提踵试验（-）、双侧跖骨头挤压试验（-），双下肢皮肤感觉正常，双侧足背伸肌肌力及背伸肌肌力 5 级，末梢血运可。VAS 评分 6 分（中度疼痛）。

辅助检查：肝肾功、血糖、凝血检查、心电图、输血五项均未见明显异常，双踝关节 X 线提示，双踝关节骨性关节炎。

入院诊断：双踝关节骨性关节炎、湿疹（双下肢及足部）。

治疗：①三氧自体血疗法。根据患者体重及身体情况抽取 100 mL 静脉血注入专用的带有抗凝剂的一次性血袋中，再向血袋注入同等体积的 O_2 和 O_3 混合气体，并匀速晃动血袋 3~5 min，然后把血液重新回输到患者静脉中。三氧自体血治疗每日 1 次，10 次为 1 个疗程，治疗浓度40～45 μg/mL。

②疱疹区域三氧局部湿敷。根据患者瘙痒及皮肤溃烂区范围，将100 mL 0.9% 的氯化钠抽出 50 mL 后，抽取 50 mL O_2 和 O_3 混合气体注入剩余液中，匀速晃动 3～5 min，然后用该溶液浸湿纱布后湿敷皮肤瘙痒及溃烂区域 20～30 min。三氧湿敷治疗每日 3 次，7 天为 1 个疗程，治疗浓度 50～55 μg/L。

③给予患者行双踝关节三氧灌注治疗 1 个疗程（隔日 1 次，共 3 次）。

治疗效果：治疗患者双侧踝部及足部皮疹基本消退，皮肤溃烂处愈合，皮屑明显减少，轻微瘙痒不适，双踝关节疼痛不适明显缓解，患者可下床活动，VAS 评分 1 分（轻度疼痛），夜间睡眠转好。治疗 1 个疗程后，患者疼痛及瘙痒不适基本消失，溃烂处皮肤愈合。治疗期间及治疗后 2 个月电话随访患者未出现踝关节疼痛。

（常玉华）

第四节 类风湿性关节炎

案例 1：类风湿关节炎

案例介绍：患者女性，55 岁，周身多关节肿痛 13 年，加重 5 个月。

现病史：患者 13 年前在无明显诱因下先后出现双手掌指、近端指间关节、腕关节、肘关节、双足第一跖趾关节、双踝关节肿痛，伴晨僵2～3 h，关节活动受限，日常生活不能完全自理，伴轻度口干，无眼干、口腔溃疡、皮疹及双手雷诺现象，无发热。就诊于北京某三甲医院风湿免疫科，化验 RF、CCP 高滴度阳性，诊断为类风湿关节炎，予免疫吸附治疗 1 次，之后口服来氟米特 3 个月，因出现肝功能异常后停药，后改为口服甲氨蝶呤、羟氯喹，同时口服非甾体消炎药，关节肿痛反复加重。9 年前出现双肩关节、胸锁关节、颞颌关节疼痛，双上肢抬举、张口受限。患者加入某医院"IL-6拮抗剂（具体不详）临床入组试验"，予该生物制剂规律治疗1年（具体剂量不详），停用甲氨蝶呤等药物，患者关节肿痛明显减轻，试验后半年患者开始服用小剂量激素（具体不详，半年后停用），试验结束后又开始口服甲氨蝶呤、羟氯喹，之后患者周身关节疼痛仍间断有加重。2014年，曾再次口服小剂量激素治疗，口服半年后逐渐减停。5个月前患者于北京另一家三甲医院诊治，口服中药汤剂治疗4个月，自行减停甲氨蝶呤及羟氯喹，初始关节疼痛有所减轻，但近1月余再次加重。1个月前停用中药汤剂，再次开始口服甲氨蝶呤、羟氯喹，并外用吲哚美辛栓塞肛，同时口服某医院某中成药（具体药物及剂量不详），治疗效果不佳。1个月前，患者因周身关节疼痛加重于我院肾内科住院治疗，考虑患者采用传统免疫抑制剂治疗效果欠佳，给予生物制剂益赛普25 mg，每周2次患者周身关节疼痛逐渐减轻。此次入院前1天患者受凉后再次出现周身关节疼痛，肿胀不明显，VAS评分8～10分，今为进一步诊治来我院疼痛科会诊。自发病以来，患者精神、饮食可，睡眠差，大便干燥，小便正常，体重较前无明显减轻。

既往史：4年前发现血压增高，最高160/100 mmHg，曾间断口服降压药物治疗（具体不详），血压控制情况不佳；高脂血症病史多年，曾不规律口服他汀药物；重度骨质疏松、多发性神经炎病史多年；否认糖尿病、冠心病慢性病史；否认肝炎、结核等传染性疾病病史；9年前行子宫及双侧卵巢切除术；否认其他重大外伤及输血史；预防接种史不详，对头孢曲松及左氧氟沙星过敏。

查体：患者一般情况可。双手掌指、近端指间关节、双肩关节、双膝关节、双踝关节及双足第一跖趾关节压痛，双膝关节轻度肿胀，活动轻度受限。类风湿因子（RF）421.0 IU/mL↑。双手X片报告提示，未见异常；膝关节超声报告提示，双侧髌上囊滑膜炎伴积液。

入院诊断：类风湿关节炎。

治疗：三氧自体血疗法。根据患者体重及身体情况抽取100 mL静脉血注入专用的带有抗凝剂的一次性血袋中，再向血袋注入同等体积的 O_2 和 O_3 混合气体，匀速晃动血袋 3~5 min，然后把血液重新回输到患者静脉中。三氧自体血治疗每周 5 次，15 次为 1 个疗程。治疗浓度 20~40 μg/mL，首次浓度 20 μg/mL，之后以 5 μg/mL 递增至 40 μg/mL。

治疗效果：一个疗程后患者主诉周身关节疼痛较前明显好转，VAS 评分 2~3 分，夜间睡眠好，复查血类风湿因子降至 166.0 IU/mL，建议按疗程继续治疗。

讨论：类风湿关节炎是一种非特异性炎症，以多发性和对称性关节炎为主的慢性全身性自身免疫性疾病。关节病变以滑膜炎为基础，并逐步发展至关节周围各种软组织和骨骼。

三氧疗法治疗类风湿关节炎作用原理如下。

（1）应用三氧自体血疗法和机体暴露于三氧疗法或更复杂的抗 O_2 - O_3 体外血液循环疗法，可能会增强免疫抑制作用，使白细胞介素 -10、白细胞介素 -11、转化生长因子 β 增加，并且有可能使白细胞介素 -1 受体的拮抗剂（IL-1Ra）增加。

（2）三氧通过诱导人体慢性氧化应激的耐受途径，减少体内活性氧的过量生成。

（3）抑制各种致炎性酶、金属蛋白酶等的释放，同时可以进行性地降低血浆中血小板激活因子、白细胞三烯 B4、前列腺素 E2、血栓素 A2 和异前列烷的水平，从而改善慢性炎症。

参考文献

［1］VELIO B. 臭氧治疗学［M］. 李庆祥，王燕申，译. 北京：北京大学医学出版社，2006.

［2］ADRIANA S，GREGORIO M S，FADI S，et al. Madrid Declaration of ozone therapy［M］. 2nd ed. Spain：Grafox Imprenta，2015.

（马云改）

案例2：类风湿关节炎（累及全身关节）

案例介绍：患者中年女性，主诉多关节肿胀疼痛不适14年，加重2个月。

现病史：患者既往类风湿关节炎病史14年，双侧手指关节、腕关节、膝关节、踝关节、跖趾关节疼痛不适多年，偶有关节肿胀症状，患者在此期间长期间断服用抗类风湿药物（雷公藤多苷片每次4片，每日2次；奈普生胶囊每次1粒，每日1次），病情控制尚可。近2个月来主要表现为双侧肩关节、膝关节、跖趾关节僵硬伴活动性疼痛不适症状，关节活动均受限，双侧肩关节、膝关节、跖趾关节周围压痛明显，关节僵硬感明显，短时间活动后僵硬感消失，站立及行走困难，上述症状于受凉及活动时明显加重，坐位及卧位休息后疼痛稍有缓解，影响患者日常生活及夜间睡眠，患者为求进一步诊治来我院疼痛门诊就诊。经查体及详询病史后门诊以类风湿关节炎（累及全身关节）收住我科，患者否认有头痛、低热、盗汗、乏力，既往无食用海鲜、动物内脏等高嘌呤食物致跖趾关节红肿热痛病史，病程中患者一般情况可，神志清、精神欠佳、饮食可、睡眠欠佳、大小便正常，近期体重无明显减轻。

既往史：平素健康状况一般，无肝炎、结核传染病史；无伤寒等传染病史，否认地方病，否认糖尿病、高血压、冠心病等慢性病史，骨质疏松病史14年，规律口服碳酸钙D（0.6 g/次，每日1次）自行药物治疗。预防接种史规则接种，无药物、食物过敏史。否认输血史及外伤史。2005年在新疆拜城县某医院行腹腔镜下胆囊摘除手术。

查体：T 36.8 ℃，P 72 次/min，R 18 次/min，BP 160/100 mmHg，患者双侧手指关节外形骨性肥大、双手近端指关节畸形，双侧手指关节活动受限，双手不能握拳，双手掌指关节、近端指关节轻度压痛；双侧腕关节外形肿胀、活动受限，双侧腕关节屈曲、后伸不能，双侧腕关节周围轻度压痛，双侧肘关节外形骨性肥大，双侧肘关节局部肿胀、活动受限，双肘关节周围无明显压痛；双肩关节外形正常，局部未见红肿、破溃，双肩关节活动受限（上举＜170°、外展＜80°、背屈＜70°），双肩关节肩峰下、肱骨大结节旁处压痛明显，双上肢搭肩试验（－）；双髋关节外形正常，双侧髋关节局部皮肤轻无红肿，双髋关节活动无受限，双侧髋关节周围无明显压痛、叩痛，双侧"4"字试验（－）；双膝关节外形骨性肥大，双膝关节活动受限（左膝：屈曲＜100°、伸直约为5°，右膝：屈曲＜90°、伸直约为0°），双膝关节内外翻活动时疼痛（＋），双膝关节周围压痛（＋），髌骨活动度差，关节活动有骨响声。双侧浮髌试验（－）、髌骨摩擦试验（＋）、抽屉试验（－）、膝关节过伸试验（－）。双侧踝关节及跖趾关节均活动受限，双侧跖趾关节周围压痛明显，四肢肌力正常、末梢血运可，VAS评分6分（中度疼痛）。

另外，躯体化症状自评量表评分为24分（正常），PHQ 9项评估1分（正常），GAD 7项评估1分（正常）。心电图提示，窦性心律、T波改变。双膝X线片提示，双膝关节骨质增生。骨密度测定提示，严重骨质疏松（T值≥－3.9 SD）。右膝MRI提示，右侧胫骨近端骨挫伤；右膝关节腔积液；右侧腘窝囊肿。尿常规、抗链球菌溶血素"O"试验、肝肾功、血糖、输血五项检查结果未见明显异常。血常规，血红蛋白108.00 g/L，红细胞压积36.10%，血沉62.00 mm/h，C－反应蛋白29.10 mg/L。类风湿因子130.37 IU/mL。电解质，钾离子3.17 mmol/L，钙离子1.96 mmol/L，血磷0.74 mmol/L。电解质、C－反应蛋白检查结果未见异常，血沉30.00 mm/h。

诊断结果：类风湿关节炎（累及全身关节）、骨质疏松、高血压2级（高危）、低钾血症。

治疗：①三氧自体血疗法。根据患者体重及身体情况抽取100 mL静脉血注入专用的带有抗凝剂的一次性血袋中，再向血袋注入一定浓度同等体积的O_2－O_3混合气体，匀速晃动血袋3～5 min，然后把血液重新回输到患者静脉中。三氧自体血治疗每天1次，10次为1个疗程，治疗浓度为45 μg/mL。

②药物治疗：消炎止痛（口服依托考昔片，每次120 mg，每日1次）、

营养神经及修复神经（静点牛痘疫苗接种家兔炎症皮肤提取物注射液 7.2 U/次，每日 1 次）、修复关节软骨（口服氨基葡萄糖胶囊，0.628 g/次，每日 3 次；口服双醋瑞因胶囊，50 mg/次，每日 2 次）、抗骨质疏松（鼻腔喷入鲑降钙素鼻喷剂 200 IU/次，每日一次；口服碳酸钙维生素 D_3 片，0.6 g/次，每日 1 次）、抗类风湿（口服甲氨蝶呤片，7.5 mg/次，每周 1 次；口服白芍总苷胶囊，0.6 g/次，每日 3 次）等药物治疗。

③物理治疗：给予双侧肩关节、膝关节、跖趾关节等疼痛部位行立体动态干扰电、超短波短波、激光光敏治疗及药饼灸法治疗，每日每部位 2 次。

④疼痛穿刺治疗：双膝关节腔三氧灌注 + 双膝关节周围痛点三氧神经丛封闭治疗，隔日 1 次。右侧膝部隐神经脉冲射频镇痛术 + 右侧膝部隐神经阻滞镇痛术 + 右侧腘窝胫腓神经阻滞麻醉镇痛治疗 1 次。

治疗效果：①第 1 个疗程的治疗时间为 2018 年 7 月 12—24 日。行三氧自体血治疗 3 次治疗及双膝关节腔三氧灌注 + 双膝关节周围痛点三氧神经丛封闭治疗 2 次后患者双侧肩关节、跖趾关节疼痛感已明显减轻，双膝关节仍有轻度活动性疼痛并以右膝关节较重，VAS 评分 3 分（轻度疼痛）。三氧自体血治疗 6 次、双膝关节腔三氧灌注 + 双膝关节周围痛点三氧神经丛封闭治疗 3 次及右侧膝部隐神经脉冲射频镇痛术 + 右侧膝部隐神经阻滞镇痛术 + 右侧腘窝胫腓神经阻滞麻醉镇痛治疗 1 次后，患者双侧肩关节、膝关节、跖趾关节疼痛感已基本消失，VAS 评分 1 分（轻度疼痛）。三氧自体血治疗 10 次治疗后患者双侧手指关节、腕关节、膝关节、踝关节、跖趾关节均无疼痛感，VAS 评分 0 分（无痛）。给予复查，电解质、C - 反应蛋白检查结果未见异常，血沉 30.00 mm/h。

②第 2 个疗程的治疗时间为 2018 年 7 月 27 日至 8 月 14 日。治疗期间及治疗后 6 个月电话随访患者未出现双侧手指关节、腕关节、膝关节、踝关节、跖趾关节红肿、疼痛症状。

（常玉华）

案例3：类风湿关节炎

案例介绍：患者女性，62岁，主诉多发关节肿痛20年，加重1个月。

现病史：患者入院前20年在无明显诱因下出现多发关节肿痛，累及双手近端指间关节、双腕关节、双足跖趾关节、双踝关节、双侧足跟，伴有僵硬感，活动10余分钟可缓解，静止后再次出现僵硬感，查类风湿因子、CRP、ESR升高，其他检查结果不详，诊断为类风湿关节炎，给予扶他林口服止痛治疗，关节肿痛可减轻，关节肿痛间断发作。18年前累及双手掌趾关节、双肘、双肩、双膝、双侧颞颌关节，伴有发热，体温39.0℃以上，无咳嗽、咳痰，无尿频、尿急、尿痛，无腹痛、腹泻，伴有双手指腹及耳郭处小结节，诊断为类风湿关节炎，给予口服醋酸泼尼松40 mg/天（分3次），关节肿痛缓解，体温恢复至正常，激素逐渐减量，联合使用羟氯喹，因眼积液停用，关节肿痛间断发作，自行停用激素；使用白芍总苷、雷公藤（后因闭经、面色发黑停药）、中药汤剂、中成药等治疗，并试用广告药物、偏方等，未见好转。11年前全身多关节肿痛，以双膝关节肿痛为重，不能行走，给予来氟米特10 mg，每天1次，口服治疗，并给予关节腔注射得保松1支，期间加入某生物制剂（具体不详）临床试验组进行治疗，每月用药1次，共6次，关节肿痛可缓解，因胸部CT检查异常怀疑肺结核停止入组治疗，因转氨酶升高停用来氟米特。7年前患者全身多关节肿痛加重，伴有发热，给予醋酸泼尼30 mg，每天1次，甲氨蝶呤10 mg，每周1次，柳氮磺吡啶0.5 g，每天3次，口服治疗，并给予免疫吸附1次，关节肿痛好转，激素及柳氮磺吡啶逐渐停用。病程中出现口干、眼干，进食需水送服，眼部有磨砂感，伴有脱发，皮肤软组织出现小结节，近2年出现皮疹，累及前额部、腰腹部、双侧下肢，伴有瘙痒，服用甲氨蝶呤后频繁口腔溃疡，无雷诺现象。1个月前全身关节疼痛加重，活动受限，双上肢抬举困难，不能下蹲，就诊于我院，检查CRP、ESR、RF升高，继续口服甲氨蝶呤10 mg，每周1次，加用洛索洛芬钠60 mg，每天1次，口服治疗，关节疼痛稍减轻。为进一步诊治就诊于我院，门诊以类风湿关节炎收入我院疼痛科。自病情加重以来，神志清，精神可，饮食、睡眠可，大小便正常。

既往史：发现甲状腺球蛋白升高半年；10 余年前因胸部 CT 检查异常怀疑肺结核，检查 PPD 阴性，未予特殊诊治；否认高血压、冠心病、糖尿病、脑血管病等慢性病史；否认肝炎病史；36 年前行剖宫产手术；无输血史；对青霉素过敏，可疑对花粉过敏，预防接种史不详。

查体：患者一般情况可，双手近端指间关节、掌指关节、双腕、双肘、双肩、双膝、双踝、双足等关节有压痛，活动受限。类风湿因子 1770.0 IU/mL。

入院诊断：类风湿关节炎。

治疗：采用三氧自体血疗法进行治疗。根据患者年龄体重等综合状况抽取静脉血 100 mL 注入专用带抗凝血剂的一次性血袋中，再向血袋内注入 100 mL 三氧，并匀速摇晃血袋 3~5 min，然后重新回输到静脉中。三氧浓度由起初的 30 μg/mL 以 5μg/mL 的梯度逐渐递增至 50 μg/mL。每周 5 次，15 次为 1 个疗程。第 1 个疗程结束后，间隔 15 天进入第 2 个疗程。

治疗效果：两个疗程后患者疼痛及关节活动受限明显减轻，可正常活动及睡眠。

讨论：类风湿关节炎是一种病因未明的慢性、以炎性滑膜炎为主的系统性疾病。其特征是手、足小关节的多关节、对称性、侵袭性关节炎症，经常伴有关节外器官受累及血清类风湿因子阳性，可以导致关节畸形及功能丧失。

医用三氧是医用氧气和三氧的混合气体，其中三氧是治疗作用的主要活性成分。三氧由 3 个氧原子组成，化学性质不稳定，具有氧化性，能杀灭多种病原微生物。类风湿关节炎涉及复杂的人体免疫调节失衡，其中以免疫过激反应为主，Bocci 等人经过十余年的研究揭示了一定浓度的三氧具有免疫调节作用。治疗浓度的三氧气体可作用于全身细胞膜上的不饱和脂肪酸，生成一定量的脂质过氧化物和三氧类过氧化物，这些活性氧化物进入免疫活性细胞胞浆，激活其中的核因子 NFKB，促使细胞基因转录和翻译，诱导蛋白质合成，释放细胞因子。体外 50～100 mL 三氧作用后的全血回输体内，从单个核细胞移行到不同的淋巴器官，再作用其他免疫细胞，发生进一步免疫反应。

（秦丽欣）

案例 4：类风湿关节炎

案例介绍：患者女性，71 岁，主诉全身多关节疼痛 30 余年，加重 1 个月。

现病史：患者 30 余年前在无明显诱因下出现双手多个近端指间关节肿痛，严重时双手多个掌指关节、双腕肿痛明显，伴明显晨僵，持续约 30 min，活动后可稍缓解，严重时影响日常活动，难以自行穿衣，曾在我院门诊查类风湿因子明显升高（自述最高 200 IU/mL），曾多次予中药、中成药、非甾体止痛药物治疗，上述关节疼痛反复发作，后逐渐出现双肩、双肘、双膝、双踝等大关节疼痛，未规律诊治，多次予对症、中药及物理治疗，目前各关节畸形不明显。20 多年前开始逐渐出现口干、眼干，双眼眼泪减少，口干明显，进食馒头、饼干费力，间断出现牙齿脱落，目前大部分为义齿，患者病程中无明显发热、皮疹、光过敏、脱发、无口腔、外阴溃疡，无双手遇冷变色，多次化验示类风湿因子较高，加用来氟米特、白芍总苷、抗骨质疏松等治疗，效果可。1 年余前患者关节肿痛加重，于我院住院治疗，诊断"类风湿关节炎、继发性干燥综合征？重度骨关节炎、骨质疏松"，予来氟米特、白芍总苷、非甾体抗炎药物治疗原发病，鲑降钙素减轻骨痛，鹿瓜多肽、云克抗炎、改善骨代谢等治疗，患者关节疼痛减轻出院。出院后继续服用来氟米特（10 mg，每天 1 次）、白芍总苷（0.6 mg，每天 2 次）、雷公藤多苷片（10 mg，每天 2 次）等药物治疗，患者关节肿痛时有反复。3 个月前患者双手多关节、腕关节、肘关节、肩关节、膝关节、踝关节、髋关节等多关节疼痛明显，予口服来氟米特、雷公藤、白芍总苷、伊班磷酸钠纠正骨质疏松等治疗。1 个月前再次出现全身多关节疼痛，现为进一步诊治收入我科。患者自病情加重以来，神志清、精神可、饮食可、睡眠欠佳、大便基本正常、小便频繁，体重无明显改变。

既往史：慢性支气管炎52年，重度骨关节炎、严重骨质疏松、严重颈椎病10余年，10余年前因骨关节炎在北京某三甲医院行截骨治疗。腔隙性脑梗死多年，经常感头晕。高血压7年，最高达160/90 mmHg，口服施慧达治疗，血压控制尚可。6年前诊断子宫肌瘤。3年前诊断为甲状腺腺瘤，行手术治疗。3年前诊断腰椎间盘脱出、颈椎间盘突出数年，1个月前行腰椎及颈椎微创治疗，仍有腰痛及颈部疼痛。10天前头痛明显，以左侧为主，伴有左侧面部麻木感。冠心病多年，2年多前行支架植入术。1年前诊断萎缩性胃炎伴糜烂、贲门口炎、消化性溃疡伴出血、支气管哮喘。3天前左侧乳房处烫伤。否认糖尿病、肾功能不全、脑出血、消化性溃疡、青光眼等病史；否认肝炎及结核等传染病史；甲状腺腺瘤术后，双膝关节正畸术后；否认重大外伤史；否认药物、食物过敏史；否认输血史。

查体：双手多个掌指关节、双腕肿痛明显，关节畸形不明显。

入院诊断：类风湿关节炎、重度骨关节炎。

治疗：予三氧自体血治疗。1个疗程15次，1天1次，1周5次，初始浓度30 μg/mL，第2次浓度增加至40 μg/mL，之后浓度不变，建议每年进行1~2个疗程的治疗。

治疗效果：关节疼痛明显减轻，不影响正常活动，类风湿因子降至正常。患者治疗前RF为26.4 IU/mL↑，治疗后定期复查化验结果均正常。

讨论：身体免疫调节失衡，尤以免疫过激反应为主。国外应用三氧技术治疗风湿免疫性疾病有很多成功的病例报道。Bocci等经过十余年的研究揭示了一定浓度的医用三氧具有免疫调节的作用。治疗浓度的三氧气体可作用于全身细胞膜上的不饱和脂肪酸，生成一定量的脂质过氧化物和三氧类过氧化物，这些活性过氧化物进入免疫活性细胞胞浆，激活其中的核因子 NFκB，促使细胞基因转录和翻译，诱导蛋白质合成，释放细胞因子。治疗浓度的三氧气体可从单个核细胞移行到不同的淋巴器官（脾、淋巴结、胸腺等）和非淋巴器官（肝、肺），再作用其他免疫细胞，发生进一步的免疫"瀑级"反应。免疫三氧疗法有一定的肝保护作用，可以有效地减少常规缓解病情药的不良反应，使治疗顺利进行。免疫三氧治疗法用于类风湿的治疗国内尚见有文献报道，试用于类风湿关节炎的联合治疗，并取得一定的疗效，未发生不良反应。该疗法系统作用机制阐明时间尚短，有待进一步完善治疗方案和规程，进行大规模的临床及试验研究。

参考文献

[1] WEISS H. Epidemiology of herpes simplex virus type 2 infection in the developing world [J]. Herpes, 2004, 11 (1): 24.

[2] KONRAD H. Ozone therapy for post-herptic neuralgia [C] //A retrospective study of 55 cases In Proceeding of the 15 Ozone Word Congress London, 2001.

（田月娇）

案例 5：类风湿关节炎

案例介绍：患者男性，53 岁，双手关节肿胀、疼痛伴活动受限半年余。

现病史：患者半年前在无明显诱因下出现双手关节肿胀、疼痛伴活动受限，左手中指、右手拇指掌指关节红肿、疼痛明显，晨起、受凉加重，保暖、外用红花油后可减轻，因未影响正常生活，故未予重视。半年间患者双手关节肿胀、疼痛伴活动受限反复发作，并逐步出现肩关节、膝关节及踝关节酸痛不适。

既往史：患者过去身体健康状况一般。否认肝炎、结核等传染病史；否认冠心病、高血压慢性病史；否认食物及药物过敏史；否认手术史及输血史。

查体：VAS 评分 4 分。双手各指间关节无明显红肿，皮温正常，双手拇指掌指关节活动受限，无明显压痛。双肩、双膝及双踝关节无明显红肿，活动正常。四肢感觉、肌力正常。超敏 C - 反应蛋白测定（散射比浊法）提示，超敏 C - 反应蛋白 0.59 mg/dL↑，血沉（ESR）提示，红细胞沉降率 25.00 mm/h↑；肝功能提示，丙氨酸氨基转移酶 87.50↑，天冬氨酸氨基转移酶 61.00↑；肾功能提示，尿酸 649.0↑，球蛋白 36.0↑；心电图检查提示，T 波改变；胸部正侧位检查未见明显异常；风湿 8 项（ANA、ENA、DS - DNA、SS - DNA、CCP、AKA、ANCA 二项）检查提示，CCP 阳性，抗中性粒细胞胞浆抗体阳性。

入院诊断：类风湿关节炎。

治疗：三氧自体血疗法，抽取 100 mL 静脉血注入专用带有抗凝剂的一次性血袋里，再向血袋注入同等体积的 O_2 - O_3 混合气体，并匀速晃动血袋 3～5 min，然后把血液重新回输到患者静脉中。三氧自体血治疗每天 1 次，15 次为 1 个疗程。治疗浓度分别为 20 μg/mL、20 μg/mL、25 μg/mL、25 μg/mL、30 μg/mL、30 μg/mL、35 μg/mL、35 μg/mL、40 μg/mL、40 μg/mL、45 μg/mL、45 μg/mL、45 μg/mL、50 μg/mL、50 μg/mL。

治疗效果：关节肿胀、疼痛减轻，复查 CCP 阴性，抗中性粒细胞胞浆抗体阴性。

（范后宝）

案例 6：类风湿关节炎

案例介绍：患者女性，49 岁，反复多关节疼痛 6 个月。

现病史：6 个月前在无明显诱因下出现全身多关节疼痛，疼痛呈游走性，双手掌指、近端指间关节、双腕、双膝、双踝肿痛，腰背酸痛，以双膝尤为明显，活动时疼痛症状加剧，不能行走，卧床休息后可稍缓解。偶有关节红肿热痛，伴晨僵，无头痛、恶心及呕吐，无胸闷、胸痛，无腹痛、腹泻等不适。曾就诊当地医院，查类风湿因子为 2169.6 IU/mL↑，

C-反应蛋白为96.05 mg/L↑，予口服中药治疗后上述症状缓解，停服中药后上述症状再发。今就诊我院，门诊拟类风湿关节炎收住入院。

既往史：患者平素体健，否认病毒性肝炎、肺结核病史；否认高血压、糖尿病、高血脂病史；否认脑血管疾病、心脏病史；否认外伤、输血、中毒、手术史；否认药物、食物过敏史。

查体：双手掌指、近端指间关节、双腕、双踝轻度肿胀、畸形、局部压痛，关节活动痛甚，皮温正常；双肩轻度压痛，关节活动稍受限；双膝关节内翻畸形，屈伸痛甚，双膝周围压痛广泛，活动摩擦感强，浮髌试验（-），四肢肌力、肌张力正常，双下肢皮肤感觉、血运正常。双侧膝、跟腱反射正常对称。其余肢体无异常。血常规检查提示，白细胞 10.4×10^9/L↑、嗜酸性粒细胞百分比 0.3% ↓、中性粒细胞计数 7.1×10^9/L↑、血红蛋白108 g/L↓，血小板 449×10^9/L↑。C-反应蛋白 108.93 mg/L↑、血沉115.00 mm/h↑、类风湿因子2169.6 IU/mL↑。

入院诊断：中医诊断为骨痹病-寒湿阻络证；西医诊断为类风湿关节炎。

治疗：三氧自体血疗法配合口服药物对症治疗。

治疗效果：全身多关节疼痛改善。

（王晓明）

案例7：类风湿关节炎

案例介绍：患者女性，63岁，双腕关节肿痛8年，加重2年余。

现病史：8年前在无明显诱因下出现双腕关节肿胀疼痛，当时未予重视，未行系统治疗，自行服用止痛药对症治疗（具体不详），服药后症状稍缓解。近2年来，双腕关节肿痛加重，伴活动不利，就诊于当地诊所（具体治疗不详），症状未见明显改善。遂就诊我院门诊，门诊予查双侧腕关节正侧位片提示，考虑双腕类风湿关节炎改变。遂以类风湿关节炎收住入院。

既往史：患者平素体健，否认病毒性肝炎、肺结核病史；否认高血压、糖尿病、高血脂病史；否认脑血管疾病、心脏病病史；否认外伤、输血、中毒、手术史；否认药物、食物过敏史。

查体：双腕关节畸形、局部肿胀、压痛明显、左腕关节背伸65°、掌屈15°、桡偏10°、尺偏15°；右腕关节背伸60°、掌屈10°、桡偏5°、尺偏10°，其余肢体关节未见畸形、红肿、畸形、活动无受限，双下肢无浮肿。四肢肌力、肌张力正常，双侧膝腱、跟腱反射正常。双侧腕关节正侧位片提示，考虑双腕类风湿关节炎改变。血常规：血红蛋白113 g/L↓，平均血红蛋白浓度307 g/L↓，血小板 355×10^9/L↑，血小板压积0.37↑，类风湿因子39.5 IU/mL，血沉66.00 mm/h↑，C-反应蛋白13.60 mg/L↑，抗环瓜氨酸肽抗体（CCP）>1600.00 RU/mL↑。

入院诊断：中医诊断为骨痹病-寒湿阻络证；西医诊断为类风湿关节炎。

治疗：三氧自体血回输疗法配合口服药物对症治疗。

治疗效果：双侧腕关节疼痛改善。

（王晓明）

案例8：上呼吸道感染及类风湿关节炎

案例介绍：患者张某某，女性，56岁，寒战伴全身疼痛不适半天余。

现病史：半天前患者无明显原因出现寒战，全身疼痛不适、乏力症状，手指关节、双侧膝关节肿痛，无头晕、头痛、恶心、大小便失禁等症状，在家未做特殊处理，上述症状无明显改善，且进一步加重，今为求进一步诊治，特来我院，测体温39.0 ℃。门诊遂以发热原因待查？上呼吸道感染为诊断收住入疼痛科。入院时，发热、全身疼痛不适、乏力。饮食睡眠欠佳，大小便正常。舌暗红，苔腻白，脉弦。

查体：T 39.0 ℃，P 96 次/min；R 21 次/min；BP 110/80 mmHg，发

育正常；营养中等，神志清，精神一般，步入病房，自主体位，查体合作；全身或局部表浅淋巴结未触及肿大、五官端正、颜面无浮肿、眼球结膜无充血，巩膜无黄染，双侧瞳孔正大等圆，直径约 3 mm，对光反射灵敏；耳郭无畸形，外耳道无异常分泌物，鼻腔通畅，鼻腔内无异常分泌物，口唇无发绀，双侧扁桃体无肿大、伸舌居中。气管居中；甲状腺无肿大，颈静脉无充盈，肝颈静脉回流征（－）；胸廓无畸形，胸壁无压痛，双侧呼吸运动度相等，叩诊双肺呈清音，听诊双肺呼吸音清，未闻及干湿性啰音；心前区无隆起，未触及心包摩擦感，心前区无震颤，叩诊心脏相对浊音界存在，心率 96 次／分，律齐，心脏各瓣膜区未闻及杂音。无腹部膨隆，未见肠型及蠕动波，无腹壁静脉曲张，无腹肌紧张、无压痛及反跳痛，未触及异常包块，肝脾肋缘下未触及，Murphy's 征（－），肝区及双肾区无叩击痛，叩诊呈鼓音，移动性浊音阴性，听诊肠鸣音 4 次／min，未闻及气过水声。肛门及外生殖器未查。

辅助检查：①血常规白细胞 15.33×10^9/L；中性粒细胞计数 13.56×10^9/L；中性粒细胞百分比 88.4%；淋巴细胞计数 1.13×10^9/L；淋巴细胞百分比 7.4%；单核细胞计数 0.58×10^9/L；单核细胞百分比 3.8%；嗜酸性粒细胞计数 0.06×10^9/L；嗜酸性粒细胞百分比 0.4%；嗜碱性粒细胞计数 0；嗜碱性粒细胞百分比 0；红细胞 4.10×10^{12}/L；血红蛋白 109 g/L；红细胞压积 33.60%；红细胞平均体积 82.1 fL；平均血红蛋白量 26.5pg；平均血红蛋白浓度 323 g/L；红细胞分布宽度（SD）45 fL；红细胞分布宽度（CV）15%；血小板 336×10^9/L；血小板压积 0.273；平均血小板体积 8.1 fL；血小板分布宽度 15.9%。

②风湿四项。抗链球溶血素"O"32.7 IU/mL；全程 C－反应蛋白 164.9 mg/L；类风湿因子 292.2 IU/mL；血沉 96.00 mm/h。

③中医望、闻、切诊。望神，神志清，精神一般，表情忧虑；望色，面色发红，双目有神；望形，发育良好，营养中等，体型适中，体质弱；望态，自动体位，姿态协调，步态正常；闻声，语言清晰，语声无力，气息调匀，无呃逆、嗳气、哮鸣等异常声音；舌象，舌暗红，苔薄白，脉

弦细。

入院诊断：①中医辨病辨证依据，寒战伴全身困疼不适半天余，辨证为风热感冒；西医诊断依据，中年女性患者，寒战伴全身困疼不适半天余。

②初步诊断，中医诊断，风热感冒；西医诊断，发热待查？上呼吸道感染，类风湿关节炎。

③鉴别诊断。本病应与脑炎、血管神经性头痛等鉴别；脑炎有头痛、发热等症状、疼痛剧烈、呕吐为喷射状；血管神经性头痛，为间歇性疼痛，与情志有关，无发热等外感症状。

治疗：①疼痛科护理常规、Ⅱ级护理、低盐低脂饮食、卧床休息。

②完善各项入院常规检查，如心电图、血常规、免疫四项、血糖等，以协助诊断治疗。

③抗炎、退热、给予双侧膝关节治疗等药物应用。

治疗效果：入院治疗 3 天后查房，患者神志清，精神一般，饮食、睡眠、欠佳、大小便正常。自诉全身困疼好转，无发热，咳嗽症状无明显改变。查体，体温 36.7 ℃，听诊肺呼吸正常，未闻及湿啰音及哮鸣音，继续给予抗炎、清热等治疗。结合患者辅助检查，症状体征，类风湿关节炎诊断明确，继续对症治疗。

入院治疗 6 天后查房，患者神志清，精神一般，饮食、睡眠欠佳，大小便正常。自诉全身困疼好转，无发热，咳嗽症状，诉双膝关节疼痛症状明显，行走困难。查体，体温 37.0 ℃，听诊肺呼吸正常，未闻及湿啰音及哮鸣音，继续给予抗炎、清热等治疗。与家属沟通行三氧自体血疗法，并讲解其原理、作用，患者及家属表示接受。治疗计划，隔日 1 次，将 100 mL 自体血与等体积的三氧混合后回输。三氧浓度前 3 天为 20 μg/mL。

入院治疗 12 天后，以 25 μg/mL 的浓度行三氧自体血治疗，做完 3 天三氧自体血疗后，患者诉症状较前减轻，能下地行走，手指肿胀减轻。

入院治疗 18 天后，患者诉手指疼痛肿胀完全消失，下肢行走自如。此后按浓度为 30 μg/mL 的三氧进行三氧自体血治疗。

患者坚持将 10 次（1 个疗程）疗程做完后，身轻如燕，睡觉好。

出院前行风湿四项检查提示，抗链球溶血素"O"32.7 IU/mL；全程 C–反应蛋白 164.9 mg/L；类风湿因子 292.2 IU/mL；血沉 96.00 mm/h。

患者健康出院。

（王延平）

第五节　骨缺血性疾病

案例 1：股骨头坏死

案例介绍：患者男性，38 岁，外伤后左侧股骨头坏死 3 年余。

现病史：患者 3 年前因外伤致左侧股骨头坏死，多次于某三甲医院进行多次股动脉药物灌注治疗无效，建议行股骨头置换手术治疗。近日患者症状逐渐加重、行走时疼痛加剧，跛行；左侧下肢肌肉轻度萎缩。

既往史：左侧股骨头坏死。否认肝炎、结核等传染病史；否认冠心病、高血压史；否认食物及药物过敏史。

查体：左侧腹股沟处压痛明显；左侧髋关节活动受限；"4"字试验（＋）；左侧下肢肌肉轻度萎缩。核磁共振显示，符合股骨头缺血坏死表现。

入院诊断：股骨头坏死。

治疗：给予三氧自体血、局部三氧注射结合针刀、牵引等治疗。

治疗效果：3 个疗程后，疼痛明显减轻，行走自如。现已从事保安工作。

（高旭东）

案例 2：股骨头坏死

案例介绍：患者女性，55 岁，左腿腿根部疼痛 4 年余，加重 2

个月。

现病史：患者 4 年前因外伤出现左腿腿根疼痛不适，疼痛有时可自行缓解，未行特殊治疗。2016 年年初双下肢逐渐出现疼痛，行走一段时间即感觉腿发沉，休息后缓解。疼痛与天气、季节变化无关，睡眠时疼痛不加重。近两个月在我院行 X 线检查，诊断为股骨头缺血性坏死初期，髋部疼痛 VAS 评分 6~7 分，患者不能行走用轮椅推来我科进一步治疗。

既往史：小儿麻痹症；否认肝炎、结核等传染病史；否认冠心病、高血压病史；否认食物及药物过敏史；否认手术史及输血史。

查体：腹股沟中点有压痛，髋关节外侧叩击痛，"4" 字试验、托马斯征（–），双下肢等长，患肢无肌肉萎缩，内旋活动受限。行磁共振检查提示，股骨头缺血性坏死初期。

入院诊断：股骨头坏死。

治疗：①关节腔注射 + 三氧注射（20 mL 30 μg/mL O_2 + O_3 混合气体）每周 1 次，连续 5 次为 1 个疗程。

②三氧自体血治疗每周 5 次（周一至周五），采血量 100 mL/次，15 次为 1 个疗程。三氧浓度为 30~50 μg/mL：第 1 周浓度 30 μg/mL，第 2 周 40 μg/mL，第 3 周浓度 50 μg/mL。

治疗效果：1 个疗程后患者疼痛基本消失，VAS 评分 0~1 分，可自行行走。

讨论：缺血是股骨头坏死的罪魁祸首，因股骨头长期处于缺血状态，关节囊得不到充足的血液供应便出现了挛缩现象，致使髋关节的各种功能活动受限，如果解决了缺血问题，就从根本上治疗了股骨头坏死。三氧具有瞬间强氧化性，注射后被还原成氧气，增加了血液氧浓度，使股骨头供血正常，也就从根本上治愈了股骨头坏死。同时三氧能迅速消除局部无菌性炎症，使积液消失，骨质得以修复。另外，三氧可以直接作用于神经末梢，达到镇痛效果。

参考文献

［1］ VELIO B. 臭氧治疗学［M］. 李庆祥、王燕申、译. 北京：北京大学医学出版社，2006.

［2］ ADRIANA S，GREGORIO M S，FADI S，et al. Madrid declaration of ozone therapy［M］. Spain：Grafox Imprenta，2015.

（马云改）

案例 3：股骨头坏死、强直性脊柱炎

案例介绍：患者女性，61 岁，因腰臀部疼痛 10 余年，加重 3 个月余入院。

现病史：患者 10 年前在无明显诱因下出现腰臀部疼痛，呈持续性刺痛，活动后加重，休息后稍有好转，无双下肢麻木，无活动障碍，无胃寒发热，无放射痛，无双下肢水肿，无咳嗽咳痰，无胸闷气急，无心慌心悸，无腹胀、腹泻、腹痛，无尿急、尿频。10 年来上述疼痛反复发作，未予以重视，未予特殊治疗。2 年前患者至当地医院行住院治疗，诊断为强直性脊柱炎，予阿司匹林、莫比克镇痛、易塞普对症治疗后疼痛稍好转，后门诊定期复查。3 个月前患者腰臀部疼痛性质同前，出现双骶髂关节、膝关节、颈肩部疼痛持续性刺痛，伴双手麻木感，遂来我院，门诊拟以强直性脊柱炎收住入院。

既往史：既往体健，患高血压 3 年，口服波依定，自述血压控制可；有血脂偏高病史，否认有心脏病、糖尿病、脑血管病、肾病等疾病史；否认肝炎、结核等传染病史；否认重大外伤、手术、中毒、输血史；无明显的食物、药物过敏史；因高血压口服波依定 5 mg，每天 1 次，甲状腺功能减退口服优甲乐 50 μg，每天 1 次；高血脂病史，口服辛伐他汀治疗。无其他长期药物使用史，无药物成瘾。预防接种史不详。

查体：脊柱无畸形，压痛（＋），叩痛（－），椎旁压痛（＋），双下肢屈髋屈膝试验（－），左踝关节红肿发热，双侧"4"字试验（＋），挺腹试验（－），垫胸垫腹试验（－），胫神经弹拨试验（－）。双下肢感觉肌力正常，膝反射及跟腱反射存在，Babinski 征（－）。血沉 38 mm/h；HLA－B27（EDTA 抗凝）平均荧光强度 99.00；甲状腺五项，T4 111.50 μg/L；TBNK 淋巴细胞亚群（EDTA 抗凝）总 T 淋巴细胞 CD3 1861.6×10^6/L，抑制/细胞毒 T 细胞 CD8 834.6×10^6/L，辅助 T 细胞 CD4 899.6×10^6/L。病房生化类检查提示，尿酸 484 μmol/L，游离脂肪酸 922 uEq/L，脂蛋白 a 44.2 mg/dL。凝血功能四项提示，凝血酶原时间对照 11.2 sec，部分凝血活酶时间 23.6 sec，APTT 对照 28.5 sec，凝血酶时间对照 16.8 sec，纤维蛋白原 1.78 g/L。腰椎侧位片检查结果提示，腰椎退行性病变及骨质疏松改变。腰椎 MRI 平扫检查提示，腰椎退行性变；腰 L4－5、L5－S1 椎间盘变性伴椎间盘轻度膨出。其他检查结果未见异常。

入院诊断：强直性脊柱炎、股骨头坏死、骨质疏松；高血压；甲状腺机能减退；高脂血症；高尿酸血症。

治疗：局麻下行腰脊神经根射频消融术；髋关节松解术，术后给予帕瑞昔布钠针（特耐）40 mg（每天 1 次）＋甘油果糖氯化钠注射液 250 mL（每天 1 次）＋三氧自体血治疗。

治疗效果：压痛消失，椎旁压痛消失，髋关节活动度增加。

（俞良）

案例 4：右肩关节损伤综合征、右肱骨头缺血

案例介绍：患者杨某，女，58 岁，右肩部疼痛伴活动受限 4 个月余。

现病史：4 个月前患者因腰椎骨折在洛阳某医院手术，因翻身用力不当致右肩关节处疼痛，活动后疼痛明显，伴活动受限，右肩关节无畸形、出血，右上肢无发麻、束缚感，右肩关节在上臂用力时疼痛可触发，伴右上臂外旋稍受限，在当地诊所口服活血止痛药物对症治疗后疼痛稍缓解，今为求进一步治疗来我院门诊以右肩周炎收住我院疼痛科，患者入院时神志清，精神差，未进饮食，大小便未解。

查体：T 36.6℃，P 70 次/min，R 19 次/min，BP 90/70 mmHg，发育正常。营养中等，神志清，精神一般，步入病房，自主体位，查体合作。全身或局部表浅淋巴结未触及肿大，五官端正，颜面无浮肿。眼球结膜无充血，巩膜无黄染，双侧瞳孔正大等圆，直径约 3 mm，对光反射灵敏；耳郭无畸形，外耳道无异常分泌物；鼻腔通畅，鼻腔内无异常分泌物；口唇无发绀，双侧扁桃体无肿大，伸舌居中。气管居中，甲状腺无肿大；颈静脉无充盈，肝颈静脉回流征阴性。胸廓无畸形，胸壁无压痛，双侧呼吸运动度相等，叩诊双肺呈清音，听诊双肺呼吸音清，未闻及干湿性啰音，心前区无隆起，未触及心包摩擦感，心前区无震颤，叩诊心脏相对浊音界存在，心率70 次/min，律齐，心脏各瓣膜区未闻及杂音。腹膨隆，未见肠型及蠕动波，无腹壁静脉曲张，腹肌紧张，腹部无压痛及反跳痛，未触及异常包块，肝脾肋缘下未触及，Murphy's 征（-），肝区及双肾区无叩击痛，叩诊呈鼓音，移动性浊音阴性，听诊肠鸣音 4 次/min，未闻及气过水声。肛门及外生殖器未查。脊柱四肢及神经系统详见专科情况。

辅助检查：脊柱呈生理性弯曲，生理弯曲存在，无侧弯及后凸畸形，无棘突及椎旁压痛，腰部活动稍受限，右上肢上举、背屈活动受限，肩锁关节、肩峰端按压痛，右上肢肌容积正常，肌力可。双膝腱、跟腱反射正常，双下肢肌力、肌张力正常，皮肤感觉正常，远端血管搏动正常，余肢体未见明显异常。右肩 MRI 提示，右侧肱骨头缺血灶；右侧冈上肌肌腱及冈下肌肌腱走行区域异常信号，考虑损伤可能；右肱二头肌长头肌腱周围少量积液；右肩关节腔、肩胛下积液；肩锁关节周围软组织水肿。实验室检查：肝肾功能正常，血糖血脂正常范围，风湿四项正常。

诊断：右肩关节损伤综合征、右肱骨头缺血。

治疗：①疼痛科护理常规、Ⅲ级护理、低盐低脂饮食、卧床休息。

②完善各项入院常规检查，如心电图、血常规、免疫四项、凝血四项、血糖等，以协助诊断治疗。

③本病属我院疼痛科特色病种肩痹气滞血瘀证，中医治疗以活血化瘀、通

络止痛为原则，结合普通针刺、牵引疗法、中药溻渍、中频脉冲等综合治疗。

④西医治疗以改善循环、营养神经、活血、止痛类药物对症治疗。

⑤给予三氧自体血治疗。

治疗效果：住院第 3 天经主任医师查房后指出，患者一般情况好，精神、食欲可，大小便如常。查体指出，生命体征平稳，脊柱呈生理性弯曲，生理弯曲存在，无侧弯及后凸畸形，无棘突及椎旁压痛，腰部活动稍受限，右上肢上举、背屈活动受限，肩锁关节、肩峰端按压痛，右上肢肌容积正常，肌力可。双膝腱、跟腱反射正常，双下肢肌力、肌张力正常，皮肤感觉正常，远端血管搏动正常，余肢体未见明显异常。根据患者症状及影像资料治疗可给予肩关节腔三氧冲洗，配合三氧自体血治疗（100 mL 自体血与等体积的三氧混合后回输，治疗方案与患者做好沟通），暂给予活血、改善循环等治疗。遵嘱执行。自住院第 3 天起隔日行 1 次三氧自体血疗法，三氧浓度前 3 天为 20 μg/mL。

入院第 8 天，患者一般情况可，生命体征稳定，心肺腹部检查无异常，诉肩部疼痛好转，左上肢外旋活动稍受限，肩锁关节、肩峰端按压痛好转，左上肢肌容积正常，肌力可。继续对症治疗。

入院第 11 天患者一般情况可，生命体征稳定，心肺腹部检查无异常，诉肩部疼痛明显好转，左上肢上举及外旋活动受限，背屈功能明显好转，肩锁关节、肩峰端按压痛好转，左上肢肌容积正常，肌力可。继续对症治疗，将三氧自体血疗法三氧浓度调为 25 μg/mL。

入院第 17 天，患者左上肢外旋活动稍受限，肩锁关节、肩峰端按压痛减轻，左上肢肌容积正常，肌力可。将三氧自体血疗法的三氧浓度调为 30 μg/mL。

入院第 20 天，患者一般情况可，生命体征稳定，心肺腹部检查无异常，诉肩部稍有疼痛，左上肢外旋活动稍受限，肩锁关节、肩峰端按压痛好转，左上肢肌容积正常，肌力可。患者出院回家，告知注意休息。

（王延平）

第六节　其他疼痛

案例 1：手术与创伤后疼痛

案例介绍：患者男性，18 岁，脑外伤 40 余天。

现病史：入院前 40 余天驾驶摩托车发生车祸，当即出现意识不清，大小便失禁，急诊行头颅 CT 检查示脑挫裂伤，给予气管切开、防治并发症、高压氧等治疗。病情稳定，意识逐渐改善。

既往史：患者过去身体健康状况一般，否认肝炎、结核等传染病史；否认冠心病、高血压慢性病史；否认食物及药物过敏史；40 多天前有外伤及手术史。

查体：可自发睁眼，有不理解的发音，双上肢有不自主运动，GCS 评分 10 分；改良 Ashworth 评分，屈髋肌、内收肌、小腿三头肌 3 级；言语检查不能配合；大小便障碍。

入院诊断：脑外伤恢复期，脑高级功能障碍，肢体功能障碍，神经源性膀胱、直肠；继发性癫痫；肺部感染；轻度贫血；双侧喉返神经麻痹；气管切开术后。

治疗：入院后给予三氧自血疗法 3 个疗程及相应康复治疗 5 个月。

治疗效果：患者神志清，可以进行简单交流，声音嘶哑，可以独立步行，大小便可以自控。四肢肌力 5 级，改良 Ashworth 评分 0 级，坐位平衡 3 级，站位平衡 3 级，气管切开处无渗出。心肺腹无阳性体征。

（李能文）

案例 2：肋间神经痛

案例介绍：患者女性，65 岁，左侧季肋部疼痛 10 余年，加重 3 天。

现病史：患者 10 余年前在无明显诱因下出现左侧季肋部疼痛，卧床左侧卧位时疼痛明显，右侧卧位时可减轻，坐位时左侧季肋部挤压易引起疼痛，因未影响正常生活，故未予重视及正规诊治。10余年间患者左侧季肋部疼痛时轻时重，曾至徐州市某三甲医院就诊，诊断为肋间神经痛，给予活血止痛及营养神经治疗后疼痛有所缓解。3天前患者左侧季肋部疼痛加重，并伴有腰背部疼痛。

既往史：患者过去身体健康状况一般，否认肝炎、结核等传染病史，否认糖尿病、冠心病慢性病史；否认食物及药物过敏史；否认手术史及输血史。患者40余年前有挤压伤病史，左侧多根肋骨及胸腰椎椎体骨折。有高血压病史10年；有腔隙性梗死及颈椎病史5年。

查体：VAS评分4分。左侧季肋部无明显红肿，第10、第11肋缘压痛明显。脊柱无明显后突及侧弯畸形。腰椎活动受限。腰背部广泛压痛。患者因疼痛无法平卧。翻身试验（＋）。双侧股神经牵拉试验无法完成。双侧"4"字试验（－），双侧直腿抬高试验60°，加强试验（＋）。双上肢感觉、肌力正常。双侧膝腱反射及跟腱反射正常。病理反射未引出。

入院诊断：肋间神经痛。

治疗：患者入院后行三氧自体血疗法，首次浓度为20 μg/mL，之后浓度分别为20 μg/mL、25 μg/mL、25 μg/mL、30 μg/mL、30 μg/mL、35 μg/mL、35 μg/mL、40 μg/mL、40 μg/mL。

治疗效果：患者疼痛明显减轻VAS评分0~1分。

（范后宝）

案例3：复杂性腹腔神经丛痛

案例介绍：患者女性，59岁，腹部间断性疼痛30余年。

现病史：患者腹部不明原因间断性疼痛30余年，定位不准确，以上腹部及脐周为重，隐痛，伴有发作性绞痛，VAS评分4~8分，每日持续10~15 h，每次发作性绞痛持续30~60 min，无恶心、呕吐、腹泻等症；自行口服药物治疗后（药物不详）效果不佳。辗转多家医院治疗后均未取得满意效果，后经北京某三甲医院诊治为腹腔神经丛痛。给予连续腹腔神经丛阻滞 1 个月余，效果不明显，于 2014 年 8 月在该医院行无水乙醇神经损毁术后，疼痛较前减轻，但仍伴随持续轻微疼痛。

既往史：既往体健，无外伤、手术史；无药物过敏史。

查体：患者一般情况可，查体合作，阵发性绞痛间断发作，VAS 评分 4 ~ 8 分，腹平软，压痛不明显，未见包块，Murphy's 征（－），肠鸣音不明显。二便正常，无恶心呕吐等不适。胃肠镜检查、腹部核磁、腹部 B 超辅助检查均无异常。

入院诊断：腹腔神经丛痛。

治疗：三氧自体血疗法。根据患者体重及身体情况抽取 100 mL 静脉血注入专用带有抗凝剂的一次性血袋中，再向血袋注入同等体积的 $O_2 - O_3$ 混合气体，并匀速晃动血袋 3 ~ 5 min，然后把血液重新回输到患者静脉中。三氧自体血治疗每周 5 次，15 次为 1 个疗程。治疗浓度 30 ~ 50 μg/mL，第 1 周浓度 30 μg/mL，第 2 周 40 μg/mL，第 3 周 50 μg/mL。

治疗效果：4 次治疗后患者疼痛较前明显减轻，VAS 评分 3 ~ 4 分，1 个疗程后疼痛基本消失。治疗期间及治疗后 6 个月电话随访患者未出现腹部疼痛。

讨论：腹腔神经丛分布于腹腔器官的周围，是交感神经及副交感神经的分支，是最大的自主神经丛，有调节胃肠等脏器的功能。腹腔神经丛痛的诊断要慎重，需要严格排除器官的器质性病变。患者的病史往往较长，通常经过外科、妇科、消化科等多科室的多项检查都找不到明确的病因。截至目前治疗腹腔神经丛痛的主要方法有腹腔神经丛阻滞术、腹腔神经丛损毁术等。

三氧疗法治疗腹腔神经丛痛的机制如下。

（1）抗炎、抗感染功能。三氧进入血液后，会和多聚不饱和脂肪酸等多种物质发生反应，通过信使产物激活免疫系统，促进粒细胞—巨噬细胞集落刺激因子（GM - CSF）、白介素、干扰素等多种细胞因子的表达，促进机体对细菌、病毒等病原体的清除。

（2）止疼镇痛。三氧能提高红细胞谷胱甘肽过氧化酶和葡萄糖－6－磷酸脱氢酶的活性，增强脂质过氧化反应；三氧能刺激脑啡肽等物质的释放，有类似化学针灸的作用；三氧还能灭活体内多种致病物质。由于三氧有以上3个方面止疼、镇痛的功能，无论是头疼、偏头疼、痛风、风湿、类风湿病、炎性疼痛，还是原因不明性头疼及癌性疼痛，都有较理想的治疗效果，而且没有任何毒性和成瘾性。

参考文献

[1] ADRIANA S, GREGORIO M S, FADI S, et al. Madrid declaration of ozone therapy [M]. Spain：Grafox Imprenta，2015.

（马云改）

案例4：会阴神经痛

案例介绍：患者女性，65岁，主诉会阴部疼痛5年余。

现病史：患者会阴部不明原因间断性疼痛5年余，定位不准确，以尿道口为重，VAS评分4~8分，每日持续10~15 h，每次发作性疼痛持续30~60 min，无恶心、呕吐、腹泻等症，自行口服药物治疗后（药物不详）效果不佳。辗转多家医院治疗后均未取得满意效果后经天津医科大学第二医院诊治为会阴神经痛。给予骶管神经阻滞，效果不明显，后于2017年12月在天津某医院行射频热凝术后，疼痛较前减轻，但仍伴有持续轻微疼痛。

既往史：患者既往体健，否认外伤、手术史；否认药物过敏史。

查体：患者一般情况可，查体合作，会阴部疼痛间断发作，VAS评分4~8分，腹平软，压痛不明显，未及包块，肠鸣音不明显。二便正常，无恶心、呕吐等不适。行胃肠镜、腹部核磁、腹部B超辅助检查均无异常。

入院诊断：会阴神经痛。

治疗：骶管三氧注射疗法。患者俯卧位，穿刺部位消毒铺孔巾。于骶裂孔下方处做一皮丘，穿刺针穿过骶尾韧带后有落空感，推进 1.0 ~ 1.5 cm 后停针。注入空气 1 ~ 2 mL 无皮下气肿及捻发音，做回吸试验，无血液、无脑脊液，注入液体毫无阻力。给予 2 mL 1% 的利多卡因，观察 5 min 后，若无脊髓麻醉现象，给予三氧 15 mL。骶管三氧注射疗法每天 1 次，7 次为 1 个疗程，治疗浓度 30 ~ 40 μg/mL。

治疗效果：4 次治疗后患者疼痛较前明显减轻，VAS 评分 3 ~ 4 分，1 个疗程后疼痛基本消失。

（王文涛）

案例 5：会阴痛

案例介绍：患者男性，80 岁，腹痛伴会阴部疼痛 1 年。

现病史：患者于 2017 年 4 月因结肠癌入住天津某医院行手术治疗，2017 年 7 月再次住院行微创治疗肝脏转移灶，并予靶向放疗治疗，病情得到控制。1 年前在无明显诱因下出现腹痛伴会阴部疼痛，未予治疗。20 天前疼痛进一步加重，来我院疼痛科门诊就诊，门诊以神经痛予口服路盖克、加巴喷丁治疗，症状缓解不明显，偶伴睾丸胀痛。今日来我院就诊，门诊以会阴痛、结肠癌术后、肝转移癌术后收住入院治疗。自发病以来，患者精神、饮食情况好，睡眠可，排尿正常，大便干燥，无明显体重减轻。

既往史：结肠癌术后、肝转移癌术后、高血压、冠心病。

查体：BP 140/80 mmHg。神志清，精神好，查体合作，心肺未及明显异常，腰椎生理曲度变浅，无压痛点，腰椎活动度受限，双下肢温度觉无异常，肌力轻度下降，腹部平坦，右上腹部及右胸背肋缘处压痛，肝脾未及，未见腹部包块，未见肠型及蠕动波，听诊肠鸣音存在。左会阴区、左趾骨结节处明显压痛，睾丸轻度压痛。血常规检查提示，白细胞 5.9 × 10^9/L，红细胞 3.19 × 10^{12}/L，血小板 224 × 10^9/L；肝功能检查提示，谷丙转氨酶25.4 U/L，谷草转氨酶 36.9 U/L，总蛋白 60.8 g/L，总胆红素 22.4 μmol/L，直接胆红素 12.7 μmol/L，间接胆红素 9.7 μmol/L；肾功能检查提示，肌酐 83.1 μmol/L，尿素 8.4 mmol/L；心电图检查提示，窦性心律。

入院诊断：会阴痛、结肠癌术后、肝转移癌术后、高血压、冠心病。

治疗：三氧自体血疗法配合局部治疗。

治疗效果：会阴部及腹部疼痛明显缓解，睡眠质量改善，生活质量提高。

（史可梅　王彦欣　韩杰　韩晨阳）

案例 6：肌肉拉伤

案例介绍：患者女性，57 岁，腰背部、右侧腹部因拉伤疼痛两周。

现病史：两周前拉伤后出现腰背部、右侧腹部疼痛，活动时加重。自诉右腹部间断可触及包块，跳痛感，曾就诊于某医院，诊断为肌肉拉伤，予口服芬必得等对症止痛药。患者自行按摩后症状加重。

既往史：高血压病史 6 年余，血压最高 150/90 mmHg，目前口服马来酸左旋氨氯地平 2.5 mg，每天 1 次，血压控制可，发现高脂血症，糖耐量异常 1 个月，目前口服阿托伐他汀降脂，饮食运动控制血糖。诊断为呼吸睡眠暂停低通气综合征 1 个月余。否认肝炎、结核等传染病史；否认重大外伤、手术、输血史；否认药物过敏史。

查体：患者睡眠、精神、食欲可，心肝脾肺肾未见异常。无法独立行走。无胸闷胸痛，无左上肢反射痛，无咽喉不适，无发热、腹泻、无恶心、呕吐，食欲一般。自发病以来患者大小便正常，体重无明显变化。腹部 CT、血常规检查，未见明显异常。腰椎 X 线提示，腰椎退行性病变。

入院诊断：肌肉拉伤。

治疗：三氧局部注射法和三氧自体血疗法治疗。三氧局部注射法，向腰椎疼痛明显区注射 5 mL 利多卡因 + 15 mL 生理盐水 + 0.5 mg 腺苷钴胺 +

20 mg曲安奈德，并注射 30 μg/mL 三氧。治疗后疼痛明显缓解。24 h 后，疼痛复发，较治疗之前有所缓解。于是采取此治疗方案进行治疗，每周 1 次，连续 5 周。三氧自体血疗法，每次取血 100 mL 于血袋中，前 3 次每 100 mL 的自体血中注入 30 μg/L 100mL 三氧，摇匀混合 5 min 后回输。待其适应三氧浓度后，浓度增加至 40 μg/mL。每天 1 次，每周 5 次，连续两周。

治疗效果：疗程结束后，患者自诉疼痛基本消失，可自主活动，VAS 评分 0~1 分。

讨论：患者肌肉拉伤后腰背部、右侧腹部疼痛症状明显，未见明显阳性体征。腰背部多处压痛，腰椎退行性病变，口服一般止疼药疼痛未缓解。将消炎止痛药物直接注射至疼痛部位，加三氧注射靶向性强，疼痛明显缓解。医用三氧具有强氧化性，具有消炎、止疼作用，可预防和逆转退行性疾病。

三氧自体血疗法可激活红细胞代谢，提高血红蛋白的氧饱和度，增强组织对氧和 ATP 的应用，改善物质代谢，降低血糖、尿酸、乳酸、胆红素，降低脂质过氧化物丙二醛和血栓素 B_2。1 个疗程后患者睡眠呼吸暂停综合征明显改善，身体状况良好。

参考文献

[1] SHELLOCK F G, MINK J, DEUTSEH A L. MR imaging of muscle inju ries [J]. Appl Radiol, 1994（2）：1 – 21.

[2] KHOURY G Y, BRANDSER EA, KATHOL M H, et al. Imaging of muscle injurys [J]. Skeleta Radiol, 1996, 25（1）：43 – 50.

[3] 于长隆. 兔骨骼肌被动牵拉伤的实验病理研究 [J]. 中国运动医学杂志, 1985（1）：705 – 722.

（秦丽欣）

案例 7：癌痛

案例介绍：患者女性，76 岁，腰背部疼痛 1 年余，食欲差 20 天。

现病史：患者于 1 年前查体时发现肿瘤标记物 CEA 升高，遂在天津某医院行胸部 CT 检查提示，胸部占位病变；查骨扫描提示，L3 椎体、S2 椎体骨转移癌，未行手术治疗，给予帕米膦酸抗骨转移疼痛，口服靶向药物治疗，4 个月前复查 CEA 在正常范围内，腰部疼痛不适 1 年，近 20 天厌食、恶心、无呕吐，为求进一步诊治来我院就诊，门诊以肺癌、骨继发恶性肿瘤收住入院。自发病以来患者精神可，大小便正常，睡眠可，食欲差。

既往史：否认高血压、冠心病史；否认结核、乙肝等传染病史；曾行膝关节置换术。

查体：BP 141/77 mmHg。神志清，精神可，生命体征平稳，双侧瞳孔正大等圆，对光反射正常，心肺腹未见明显异常，胸廓无明显畸形，左侧腰背部疼痛不适，局部压痛明显，腰椎活动度可，双下肢温度觉无异常，双侧肌力可，双跟腱反射（−），双侧直腿抬高试验（−），双"4"字试验（−），双跟臀试验（−）。检查血常规，白细胞 8.22×10^9/L，红细胞 3.53×10^{12}/L，血小板 230×10^9/L；肝功能，谷丙转氨酶 11 U/L，谷草转氨酶 15.2 U/L，总胆红素 11.3 μmol/L；肾功能检查提示，肌酐 73.1 μmol/L，尿素 4.6 mmol/L；心电图提示，窦性心律。

入院诊断：癌性疼痛、肺恶性肿瘤、骨继发恶性肿瘤、营养不良、膝关节置换术后。

治疗：三氧自体血疗法配合营养神经、镇痛治疗。

治疗效果：腰背部疼痛缓解，食欲明显好转。

（史可梅　王彦欣　韩　杰　韩晨阳）

案例 8：原发性干燥综合征

案例介绍：患者中年女性，眼干、口干 15 年，双手肿胀、疼痛 1 周。

现病史：患者 15 年前在无明显诱因下出现眼干、口干，伤心无泪，皮肤干燥，食用饼干、馒头等干粮需饮水送服，双手肿胀、疼痛。患者曾至徐州市某医院就诊，诊断为干燥综合征，给予中药口服（具体不详）后效果一般；1周前，患者双侧肘关节疼痛，双手肿胀、疼痛明显。

既往史：患者过去身体健康状况一般，有干燥综合征15年，左髋关节发育不良。否认肝炎、结核等传染病史；否认糖尿病、冠心病、高血压慢性病史；有青霉素过敏史，否认手术史及输血史。

查体：T 36.5 ℃，BP 118/66 mmHg，VAS评分5分。患者神志清，步入病房、主动体位，查体合作。双肺呼吸音清，未闻及干湿性啰音，心律齐，各瓣膜听诊区未闻及明显异常。双侧肘关节无肿胀，皮温稍高。双手水肿，皮温高，双侧腕关节活动受限，双手各指关节活动受限，双上肢感觉及末梢血运正常。左下肢"4"字试验（＋），右侧正常，双下肢感觉、肌力正常。检查血常规提示，白细胞 $2.70 \times 10^9/L\downarrow$、红细胞 $2.49 \times 10^9/L\downarrow$、血红蛋白 75.00g/L↓、红细胞压积 22.00%↓；肾功能提示，B2-微球蛋白 3.05 mg/L↑；血沉（ESR），红细胞沉降率 72.00 mm/h↑；超敏 C-反应蛋白测定（散射比浊法）提示，超敏 C-反应蛋白 1.81 mg/dL↑；抗U1RNP/抗Sm（＋），抗SSA（＋）。

入院诊断：原发性干燥综合征、髋关节炎、髋臼发育不良。

治疗：三氧自体血疗法。从患者静脉抽取自体血 100 mL 至专用的带有抗凝剂的一次性血袋中，再向血袋注入同等体积的 O_2 和 O_3 混合气体，混合后回输，每次的三氧使用浓度分别为 20 μg/mL、25 μg/mL、30 μg/mL、35 μg/mL、40 μg/mL、40 μg/mL、45 μg/mL、45 μg/mL、50 μg/mL。

治疗效果：治疗3次后患者疼痛开始减轻，治疗6次后疼痛明显减轻，VAS评分由初始的5分降至3分；治疗结束疼痛基本消失，VAS降至1分。

讨论：原发性干燥综合征（pSS）是因淋巴细胞浸润泪腺和涎腺而造成的以口、眼干燥为主要临床表现的自身免疫性疾病。该病除有外分泌腺受损的症状外，还可有腺体外症状，如关节炎、肌痛、皮疹及与系统性红斑狼疮（SLE）相似的内脏损伤的症状。与其他自身免疫病一样，该病有正常免疫耐受机制的破坏三氧自体血处理血液时，三氧直接激活免疫活性细胞，即它能产生特异性的免疫激活。氧化的血液释放出干扰素、白介素、肿瘤坏死因子、粒细胞/巨噬细胞菌落刺激因子和生长因子 TGF–1。明显地细胞活素的释放是基本生物功能的表达。IL–2 和 TNF 一起激活基础免疫调节功能，它们能产生：激活细胞毒 T 细胞（CD8）、巨噬细胞、中性粒细胞、嗜酸性细胞和自然杀伤细胞，并激活抗体依赖性细胞介导性细胞毒作用，最终负责杀死病毒感染细胞或肿瘤细胞，或负责消灭细菌和寄生物。相反，IL–10 和 TGF–1 的释放能抑制过量的免疫激活，从而使免疫应答有序进行。基于经验，治疗病理自身免疫疾病，像风湿性关节炎，这可能是实施主要自体血液疗法的原因之一。

参考文献

[1] 杨晓晴. 男性及女性干燥综合征的临床及血清学特点对比分析 [D]. 沈阳：中国医科大学，2014.

[2] 张涛，叶惠珍，梁兆然. 医用三氧自体血回输的安全应用 [J]. 医学研究杂志，2009，38（7）：129–131.

（范后宝）

第二章 三氧在脑血管病治疗的案例

案例1：脑梗死

案例介绍：患者男性，70岁，突发右侧肢体乏力伴口齿不清8 h。

现病史：患者原于入院前8 h在无明显诱因下突发右侧肢体乏力，表现为步态不稳、持物不牢，伴口齿不清、头晕。无恶心、呕吐，无晕厥、意识障碍，视物无双影、模糊，无胸闷、心悸，无咳嗽、咳痰，无腹痛、腹泻，无大小便失禁。在外未诊治，急诊行头颅CT提示，右侧放射冠低密度影，脑梗可能。门诊以脑梗死收住入院。

既往史：患者平素体健，否认肝炎及结核病史；否认外伤、手术及输血史；否认药物过敏史。

查体：BP 140/90 mmHg，双肺呼吸音清晰，未闻及干湿性啰音。心律齐，各瓣膜听诊区未闻及病理性杂音。腹平软，无压痛、反跳痛。口齿不清。双侧瞳孔正圆等大，对光反射灵敏。双侧额纹对称，鼻唇沟正常，口角向右歪斜，伸舌居中，鼓腮无漏气。右上肢肌力4级，右下肢肌力4-级，双侧肢体肌张力正常。神经反射正常存在，病理反射未引出，脑膜刺激征阴性。行生化检查提示，TC 6.20 mmol/L，LDL-C 4.69 mmol/L；颈部彩超提示，双侧颈总动脉分叉处管壁欠光滑，内膜稍毛糙，双侧椎动脉血流阻力指数略增高；腹部彩超提示，肝右叶高回声小光斑（小血管瘤?）；头颅CT提示，右侧放射冠低密度影，脑梗可能。

入院诊断：脑梗死。

治疗：给予改善循环、营养神经、调脂、双抗、保胃治疗。1天后，患者病情加重，右上肢肌力 1 级、右下肢 3 级，其余病征大致同前。诊断为进展型脑梗死，行 MRI 检查提示，脑桥可疑较新鲜脑梗死，双侧基底节、放射冠、半软圆中心、额顶叶皮层下、脑桥多发缺血灶、梗死灶，缺血性脑白质病变、颅内动脉硬化、狭窄。后开始给予三氧自体血疗法。根据患者体重及身体情况抽取 100 mL 静脉血注入专用的带有抗凝剂的一次性血袋中，再向血袋注入同等体积的 O_2 和 O_3 混合气体，匀速晃动血袋 3 ~ 5 min，然后把血液重新回输到患者静脉中。三氧自体血治疗每天 1 次，10 次为 1 个疗程，治疗浓度 20 ~ 40 μg/mL。首次治疗浓度 20 μg/mL，以后以 5 μg/mL 递增至 40 μg/mL。

治疗效果：治疗 1 个疗程后，患者右上肢肌力肌力 3 级，右下肢肌力3 + 级。

讨论：脑梗死形成主要是患者脑细胞发生缺氧、坏死、水肿等一系列病理生理变化，引起这一系列的变化主要是脑部血液供应的障碍，三氧自体血疗法能迅速消除脑水肿，降低颅内压，改善脑细胞功能，降低血液黏稠度，清除氧自由基，有效延缓缺血半暗带的脑细胞坏死进程，极大地改善患者的症状和预后，使进展型脑梗死在短期内病情稳定，症状改善。

（李能文）

案例 2：脑梗死

案例介绍：患者谢某某，中年男性，言语不利、双足麻木疼痛 4 个月余。

现病史：患者 4 个月前在无明显诱因下出现言语、双足麻木不利症状，当日未缓解，就诊山西省某医院诊断为脑梗死，经治疗后语言不利症状有所缓解，仍有双足麻木症状，在我院治疗后言语欠清，双足麻木症状明显好转，近日患者自感双足跟疼痛，行走时疼痛加剧。

既往史：患者有高血压病史 8 年，发现 2 型糖尿病病史 10 余年，2015 年 3 月在山西省某医院行颅脑 MRA 确诊为左侧大脑前动脉、右侧大脑后动脉、基底动脉狭窄；同时确诊为脑梗死，经对症治疗后遗有言语不利、右侧肢体无力症状。有卒中后精神障碍病史4个月余；偶有小便失禁。

入院诊断：脑梗死（恢复期）、高血压3级（很高危）、陈旧性脑梗死、2型糖尿病、双侧颈动脉斑块形成、卒中后精神障碍、糖尿病周围神经病变。

治疗：①抗血小板聚集、抗动脉硬化、降压、降糖、营养神经、抗焦虑（口服阿司匹林、阿托伐他汀钙、普罗布考、瑞格列奈、甲钴胺片、维生素 B_1、草酸艾司西酞普兰）。

②活血化瘀，改善微循环［静点前列地尔、银杏叶提取物（舒血宁）、注射用小牛血去蛋白提取物］。

③针灸三阴交、阳陵泉，给予电子生物反馈疗法（胫后肌、腓肠肌内侧）低频脉冲电治疗。

④三氧自体血回输疗法，每日1次。

治疗效果：三氧自体血治疗10次后，小便失禁、流清鼻涕等症状消失，20次后，疼痛麻木症状基本消失。

（于明胜）

案例3：脑梗死

案例介绍：患者闫某某，男性，62岁，左侧肢体活动不灵3天。

现病史：患者3天前，无明显诱因出现左侧肢体活动不灵，言语欠清，左侧肢体麻木、头晕、头痛，无恶心、呕吐，为系统诊治，住院治疗。病程中无发热，无咳嗽、咳痰，无腹泻，无意识障碍，饮食、睡眠可，大小便正常。

既往史：高血压病史20年，血压最高时200/110 mmHg，口服硝苯地平缓释片，血压控制差；2型糖尿病病史6年，口服二甲双胍缓释片治疗，血糖控制差。

查体：T 36.0 ℃，P 76 次/min，R 20 次/min，BP 170/100 mmHg，

双眼瞳孔正大等圆，直径约 3.0 mm，眼球运动正常，无眼震，右侧鼻唇沟变浅，伸舌向右偏斜，无颈强，左侧肢体肌力 3 级，右侧肢体肌力 5 级，腱反射正常，肌张力正常，共济运动正常，左侧 Babinlsiki 征（＋）。行头部 CT 检查提示，双侧基底节区腔隙性脑梗死、脑白质病、脑萎缩改变。

入院诊断：脑梗死、高血压 3 级（很高危）、2 型糖尿病。

治疗：给予抗血小板聚集、改善循环、营养神经、控制血压、调节血糖，结合三氧自体血治疗、对症治疗。应用阿司匹林肠溶片、辛伐他丁滴丸、疏血通注射液等西药的基础上结合三氧自体血治疗。首次三氧气体浓度为 25 μg/mL，患者治疗过程中未出现明显不适症状，随后逐步将三氧气体浓度调至 40 μg/mL，共行 10 次三氧自体血治疗。

治疗效果：患者在接受治疗的第 4 天查体时，言语较入院时清楚，左下肢肌力恢复至 3 级，左上肢肌力恢复至 4 级；在治疗的第 10 天查体时，患者左侧肢体基本恢复至 5 级，能够自行行走，生活部分自理，病情好转出院。

出院 2 周后、1 个月后、3 个月后对患者进行随访，患者自诉无明显不适，左侧肢体活动与住院前基本一致，言语清楚，无明显后遗症。

（郭忠喜）

案例 4：脑梗死

案例介绍：患者王某某，男性，58 岁，左侧肢体活动不灵 1 天。

现病史：患者 1 天前，在无明显诱因下出现左侧肢体活动不灵，言语清，无头晕、头痛，无恶心、呕吐，为系统诊治，住院治疗。病程中无发热，无咳嗽、咳痰，无腹泻，无意识障碍，饮食、睡眠可，大小便正常。

既往史：高血压病史 10 年，血压最高时达 180/100 mmHg，口服替米沙坦片，血压控制尚可；饮酒史 30 年，每天约 5 两；吸烟史 20 年，每天约 20 支。

查体：T 36.5 ℃，P 88 次/min，R 20 次/min，BP 190/100 mmHg，双眼瞳孔正大等圆，直径约 3.0 mm，眼球运动正常，无眼震，伸舌向右偏斜，无颈强，左侧肢体肌力 4 级，右侧肢体肌力 5 级，腱反射正常，肌张力正常，共济运动正常，左侧 Babinlsiki 征（-）。行头部 CT 提示，右侧基底节区腔隙性脑梗死。

入院诊断：脑梗死、高血压 3 级（很高危）。

治疗：给予抗血小板聚集、改善循环、营养神经、控制血压、结合三氧疗法、对症治疗。应用拜阿司匹林肠溶片、辛伐他丁滴丸、疏血通注射液等西药的基础上结合自体血治疗，首次三氧气体浓度为 25 μg/mL，患者治疗过程中未出现明显不适症状，随后逐步将三氧气体浓度调至 40 μg/mL，共行 10 次的三氧自体血治疗。

治疗效果：患者在接受治疗的第 3 天查体时，言语较入院时清楚，左下肢肌力恢复至 5 级，左上肢肌力恢复至 5 级；在治疗第 8 天查体时，生活部分自理，病情好转出院。

出院 2 周后、1 个月后、3 个月后对患者进行随访工作，患者自诉无明显不适，左侧肢体活动与住院前基本一致，言语清楚，无明显后遗症。

（郭忠喜）

案例 5：脑梗死、2 型糖尿病、3 级高血压

案例介绍：患者男性，51 岁，因语言不利 19 h，右侧肢体活动不利入院。

现病史：患者于 2010 年 5 月 20 日 14：00 在无明显诱因下出现语言不利，表达语意困难，可正确理解语意。无肢体活动障碍，无头痛、恶心、呕吐，就诊于当地县医院行 CT 检查提示左侧脑梗死，于当天 21：00 患者出现右侧肢体活动不利，为求系统治疗而来我院就诊。在来我院途中，患者症状加重，表达及理解语意困难，右肢不利加重，门诊以卒中收入院治疗。入院时患者语言不利、右侧肢体活动不利、嗜睡、焦虑。

既往史：糖尿病病史 12 年，高血压病史 3 年。

查体：T 36.2 ℃，P 76 次/min，BP 150/60 mmHg，嗜睡、唤之可醒、混合性失语、伸舌不配合。左侧上肢肌力 2 级，左侧下肢肌力 3 级。行心电图检查提示，前壁、下壁心肌缺血；彩超检查提示，动脉硬化、双椎动脉血流速度减慢；TCD 检查提示，左大脑中动脉重度狭窄，右大脑中动脉轻度狭窄，双侧大脑前动脉轻度狭窄；头颅 CT 提示，左基底节、双侧脑室旁、额叶见低密度灶；即时血糖 13.6 mmol/L，空腹血糖 9.35 mmol/L；三酰甘油 3.56 mmol/L，符合全国第四届脑血管病学术会议，各类脑血管病诊断标准。

入院诊断：脑梗死、脑血栓形成急性期；2 型糖尿病；3 级高血压（很高危）。

治疗：①常规基础治疗。给予 20% 的甘露醇每天 150 mL，奥扎格雷钠每天 80 mg，羟乙基淀粉 40 氯化钠注射液每天 500 mL，静滴 7 天；银杏叶提取物注射液每天 10 mL，降纤酶每天 5 U，静滴 21 天。

②三氧自体血疗法。采集患者肘正中静脉血 100 mL，然后与浓度预先设定的三氧（40 μg/mL）混合，通过 5 ~ 10 min 的混合，血液已经充分三氧化，最后用约 15 min 将血液回输患者体内，每天 1 次，共治疗 12 次。

治疗效果：三氧联合药物治疗 3 次后，患者精神状态明显好转，家属扶着能坐立，能够理解家属的问话；三氧联合药物治疗 7 次后，患者精神状态好转，可进行言语交流，但吐字不清，家属扶着能走，右上肢肌力 2 级，右下肢肌力 3 级。6 月 11 日后患者病情好转出院。

（辽宁省铁岭市第二人民医院）

案例 6：脑梗死

案例介绍：患者张某某，男性，55 岁，左侧肢体活动不利 15 天。

现病史：患者 15 天前在无明显诱因下出现左侧肢体活动不利，行走受限。于住院部接受治疗后，病情逐渐平稳。

既往史：体健。

查体：BP 160/95 mmHg，心率 82 次/min。神志清，精神可，瞳孔正大等圆，对光反射灵敏。颈软，两侧对称，无颈强直，颈静脉无怒张，气管居中，甲状腺无肿大。胸廓无畸形，双肺呼吸音清，无干湿啰音。腹部查体未见异常。双下肢无可凹陷性水肿，左侧肢体肌力 3 级，肌张力紧张，右侧肢体肌力、肌张力正常。左侧巴氏征（+）。

诊断：脑梗死。

治疗：三氧自体血治疗，每日 1 次，坚持 3 个疗程（起始浓度 25 μg/mL，以后以 5 μg/mL 递增至 40 μg/mL，每个疗程 10 次），配合药物对症治疗及肢体康复训练。

治疗效果：3 天后患者自觉腿脚发沉症状减轻，1 个疗程后由坐轮椅转为拄木棍行走，患者自觉左侧肢体活动不利较之前有明显改善。半个月后接受第 2 个疗程的治疗，症状进一步减轻。3 个疗程的治疗结束后可以独立行走。半年后回访能骑三轮车外出。

（王蕾　巴雅超）

案例 7：脑梗死

案例介绍：患者男性，79 岁，右侧肢体活动不利 20 天。

现病史：患者 20 天前在无名显诱因下出现右侧肢体活动不利，于某医院治疗，病情加重，后转至急救中心治疗，病情逐渐平稳。

既往史：高血压、冠心病、糖尿病、脑梗死、脑萎缩。

查体：BP 190/120 mmHg，神志清，不完全失语，精神可，瞳孔正大等圆，对光反射灵敏。颈软，双肺呼吸音粗，无干、湿性啰音，腹部查体未及异常。右侧肢体肌力 3 级，肌张力正常，左侧肢体肌力、肌张力正常。右侧巴氏征（+）。血常规检查提示，WBC 6.4×10^9/L，N 66.7%，L 19.4%，HGB 147 g/L，PLT 299×10^9/L；肝功检查提示，ALT 27.3 U/L，AST 56 U/L，ALP 73.1 U/L；肾功检查提示，BUN 7.21 mmol/L，CREA 101.6 μmol/L，心电图检查提示，提示窦性心律，T 波倒置（V5、V6）；肺部 CT 提示，肺内炎症，双侧胸膜增厚；头颅 CT 提示，多发脑梗死，脑萎缩。血脂 TG 1.39 mmol/L，CHOL 4.07 mmol/L，血糖10.33 mmol/L。

入院诊断：中医诊断为中风 – 痰浊内阻证；西医诊断为多发脑梗死、脑萎缩、高血压 3 级、糖尿病、冠心病、肺内炎症。

治疗：三氧自体血疗法配合药物对症活血。

治疗效果：右侧肢体活动改善，右侧肌力 4 级。

（张敬明）

案例 8：腔隙性脑梗死

案例介绍：患者女性，51 岁，反复多饮、多食 10 余年，加重伴头晕 3 天。

现病史：患者自诉于 10 余年前在无明显诱因下出现多饮、多食、多尿，就诊于某医院，空腹血糖 16.0 mmol/L，诊断为 2 型糖尿病，规律口服罗格列酮、瑞格列奈、二甲双胍缓释片控制血糖，具体血糖控制不详。3 天前感上述症状加重，伴头晕，呈一过性黑蒙、欲呕，每次发作持续时间为数分钟，与体位改变无关，经休息后可自行好转，但反复发作。

既往史：盆腔炎病史 6 个月，腰椎退行性病变 1 年，阴性梅毒病史 2 年。

查体：双肺呼吸音清晰，未闻及干湿性啰音。心律齐，各瓣膜听诊区未闻及病理性杂音。腹平软，无压痛、反跳痛。双侧瞳孔正大等圆，对光反射灵敏。口角无歪斜，伸舌居中，鼓腮无漏气。指鼻试验阴性、轮替试验阴性、跟膝胫试验阴性、闭目站立试验阴性、直线行走平稳。角膜反射、腹壁反射、肱二头肌反射、肱三头肌反射、膝腱反射及跟腱反射正常存在。双下肢 Babinski 征（ – ）、Gordon 征（ – ）、Oppen – heim 征（ – ）、Hoffmann 征（ – ）；颈软，Kernig 征（ – ）、Brudzinski 征（ – ）。Dix – Hallpike 试验（ – ）。行生化检查提示，混合型高脂血症。糖化血红蛋白 5.2%；头颅 CT 提示，双侧基底节区小腔隙灶。

入院诊断：2 型糖尿病、腔隙性脑梗死、混合型高脂血症。

治疗：住院期间给予改善循环、营养神经治疗，调控血糖、血脂、抗血小板聚集等处理，头晕症状无明显好转。后建议患者行三氧自体血治疗，根据患者体重及身体情况抽取 100 mL 静脉血注入专用的带有抗凝剂的一次性血袋里，再向血袋注入同等体积的 O_2 和 O_3 混合气体，匀速晃动血袋 3~5 min，然后把血液重新回输到患者静脉中。三氧自体血治疗每日 1 次，10 次为 1 个疗程，治疗浓度 20~40 μg/mL。初始浓度为 20 μg/mL，以后以 5 μg/mL 递增至 40 μg/mL。

治疗效果：5 次治疗后患者诉头晕完全消失，复查头颅 CT 未见异常。

讨论：腔隙性脑梗死是指大脑半球或脑干深部的小穿通动脉，在长期高血压、糖尿病等高危因素的基础上，血管壁发生病变，最终管腔闭塞，导致供血动脉脑组织发生缺血性坏死，其梗死灶直径 <1.5~2.0 cm，从而出现相应神经功能缺损的一类临床综合征。本病在治疗上与脑血栓形成类似，主要是控制脑血管高危因素，尤其强调积极控制高血压、糖尿病，同时给予抗血小板聚集。患者经过改善循环、营养神经，调脂、抗血小板聚集治疗后，头晕症状没有明显好转，经三氧自体血治疗 5 次后，头晕症状消失，复查头颅 CT 未见明显异常。说明三氧自体血疗法对颅脑缺血性改变具有可靠的疗效。

（李能文）

案例 9：短暂性脑缺血

案例介绍：患者王某，男性，44 岁，连续 10 余天头晕伴有手脚麻木。

现病史：患者 10 天前在无明显诱因下出现头晕症状，呈间断性发作，发作时间较短，经自行休息后症状可缓解，无恶心、呕吐、肢体无力等不适症状，有双脚麻木，常常有袜套样感。另外，患者偶尔对温度、痛觉不敏感、无四肢及躯干病变，患者在外未经治疗。

既往病史：既往有 2 型糖尿病史 3 年余，平素中药治疗（具体药物不详），血糖控制尚可。

入院诊断：短暂性脑缺血发作、2 型糖尿病、糖尿病周围神经病变。

治疗：①口服非诺贝特胶囊（0.2 g/天）、甲钴胺片、氯吡格雷。

②静脉注射前列地尔、小牛血去蛋白提取物、银杏叶提取物。

③三氧自体血疗法，隔日 1 次。

治疗效果：3 天后患者头晕症状消失，双脚麻木症状有明显改善；两周后双脚麻木消失。

（于明胜）

案例 10：脑梗死、冠心病

案例介绍：患者女性，70 岁，因左侧肢体活动不利伴视物模糊 7 天入院。

现病史：患者于 2015 年 9 月 27 日在无明显诱因下突然出现视物模糊伴头晕症状，就诊于他院，查颅脑 CT 提示脑梗死，予以醒脑静注射液、红花黄色素注射液、丁苯酞等药物治疗后，仍遗留左侧肢体活动不利伴视物模糊症状。入住我院时，患者神清，精神可，语言流利，左侧肢体活动不利，视物模糊，偶有头晕。

既往史：高血压、冠心病、脑梗死。

查体：T 36.3 ℃，P 72 次/min，R 18 次/min，BP 161/100 mmHg。查体左侧上肢肌力 3 级，下肢肌力 3 级，左侧 Babinlsiki 征（±）。行心电图检查提示窦性心律、右束支传导阻滞。

入院诊断：脑梗死、高血压 3 级、2 型糖尿病、冠心病。

治疗：常规药物治疗联合三氧自体血疗法。

①常规药物治疗。予以醒脑静注射液，20 mL/天；注射用鼠神经生长因子，30 μg/天；丹红注射液，40 mL/天；奥拉西坦注射液，4 g/天，以

上药物均为静脉滴注；阿司匹林肠溶片，0.1 g，每天 1 次；辛伐他汀胶囊，20 mg，每晚 1 次；单硝酸异山梨酯缓释片，60 mg，每天 1 次；苯磺酸氨氯地平片，5mg，每天 1 次，以上药物均为口服。

②三氧自体血疗法。采患者肘部静脉血 100 mL，与 20 ~ 25 μg/mL 100 mL三氧混合 5 ~ 10 min，并于 30 min 内经静脉回输，每日 1 次，10 次为 1 个疗程。

治疗效果：治疗 1 周后，患者自觉在家属搀扶下行走较前轻松，左侧上肢肌力 3 级，左侧下肢肌力 3 + 级，视物较前清晰，偶发头晕。治疗 2 周后，患者可脱离家属搀扶自行下地行走，左侧上肢 3 级，左侧下肢肌力 4 级，视物较前清晰，未发头晕，2 周后病情好转出院。

参考文献

[1] 王雪丹，郑健刚. 臭氧联合针灸与药物治疗脑梗死 1 例 [J]. 亚太传统医药，2016，12（6）：110 – 111.

（天津中医药大学第一附属医院）

案例 11：脑梗死

案例介绍：患者男性，43 岁，左侧肢体活动不灵、言语笨拙半年，加重 1 周。

现病史：患者于半年前在无诱因下出现左侧肢体活动不灵、言语笨拙症状，在我院行头部 CT 诊断为脑梗死，经住院治疗后症状好转，后遗左侧肢体活动不灵，生活可自理。1 周前，无诱因的上述症状加重，病程中伴头晕、头痛、饮食、睡眠差，大小便正常。

既往史：高血压病史多年，血压最高达 190/100 mmHg，平时口服硝苯地平控制血压，血压控制不详。

查体：BP 110/70 mmHg，神清语笨，呼吸听诊音清，未闻及干湿性啰音。心前区无隆起，心率 74 次/min，心律规整，腹软，无压痛及反跳痛，肝脾肋下未触及，双下肢无水肿。左侧肢体肌力 4 级，肌张力减弱，右侧肢体肌力 5 级，肌张力正常，双侧肢体病理反射未引出。

辅助检查：行头部 CT 检查提示，脑内多发腔隙性梗死，部分形成软化灶，脑沟轻度增宽增深；血常规提示，淋巴细胞比率 18.0%；淋巴细胞计数 0.70×10^9/L；红细胞平均体积 102.0 ft；平均血红蛋白量 33.3 pg；血小板 331×10^9/L；血小板压积 0.350；血离子、心肌酶未见异常。

入院诊断：脑梗死（脑内多发腔隙性）、脑萎缩、高血压病 3 级（很高危）。

治疗：三氧自体血疗法配合药物及调整血压对症治疗。

治疗效果：患者脑胀、肢体活动不灵、言语笨拙症状好转。

（徐凤梅）

案例 12：缺血性视盘病变

案例介绍：患者男性，61 岁，右眼视物模糊 3 天。

现病史：3 天前患者右眼视物模糊，1 天前加重伴右侧肢体活动不利，晨起后发现右手及右上肢无力，抬举费力，持物掉落等症状，右下肢抬腿费力，行走稍拖地，休息后症状持续不缓解，急来我院门诊就诊。行头部 CT 检查提示，多发腔隙性脑梗死、陈旧性脑梗死。患者于入院 3 天前晨起后，在无明显诱因下出现右眼视物模糊，于我院眼科门诊就诊，视力为 0.1。行荧光血管造影提示右眼乳头上方充盈缺损，诊断为右眼缺血性视乳头病变，予以泼尼松（30 mg，每天 1 次）、羟苯磺酸钙（0.5 g，每天 3 次）及迈之灵（0.3 g，每天 3 次）治疗，治疗效果欠佳。为求进一步诊疗，住院后遂到我科会诊。自发病以来，患者睡眠可，食欲尚可，体重无明显减轻，大小便正常。

既往史：3 级高血压病史 2 年，血压最高达（170～180）/100 mmHg。口服拉西地平 4 mg，每天 1 次及海捷亚 1 片，每天 1 次治疗。血压控制在 130/70 mmHg。脑梗死。否认毒物接触史和电离辐射史；否认心脏病、糖尿病和家族遗传病史；否认结核病、肝炎等传染病史；否认外伤史、手术史和输血史；否认药物及食物过敏史。

查体：一般情况可，心肺腹未见异常，四肢无畸形。意识清楚，言语流利，精神尚可，高级智能无明显减退，未引出眼震，双侧额纹对称，右侧鼻唇沟浅，示齿口角左偏，双侧面部痛觉对称，伸舌居中；右肢肌力3级，四肢肌张力适中；双侧肱二、三头肌及膝腱反射对称存在；右侧指鼻试验、跟膝胫试验欠稳准，右侧肢跟膝胫试验欠稳准；右侧偏身痛觉减退，双侧音叉振动觉对称存在；双侧巴氏征、查多克征阴性；颈无抵抗。眼科检查提示，住院后未进行眼科检查，入院前视力为0.1。行荧光血管造影提示，右眼乳头上方充盈缺损，诊断为右眼缺血性视盘病变。辅助检查提示，血常规、凝血四项、肝肾功能、生化全项、电解质、心脏彩超、心电图均未见异常。

入院诊断：右眼缺血性视盘病变、脑梗、高血压。

治疗：给予30 μg/mL三氧自体血疗法治疗1个疗程（共10次，每日1次）。

治疗效果：1个疗程后，经检查，视力恢复至0.3，缺血区有所改善。患者自我感觉可看清事物，视野扩大。

讨论：缺血性视盘病变是由各种原因引起一支或数支睫状后短动脉阻塞或灌注不足，血管异常、血液成分的改变、黏稠度改变、血流动力学等异常因素导致视神经乳头全部或部分血管循环障碍，急性缺血、缺氧，眼底变现为视盘水肿。由于发病突然，是以两眼先后发病，视力障碍及特有的视野缺损为特征的独特疾病，多见于中老年人。由于供应视盘的睫状后动脉灌注压失调致使视盘某一部分供血不足引起的视神经急性障碍，主要原因有：①视盘局部血管病变，如高血压、糖尿病、动脉硬化；②血液成分的改变和全血液黏稠度增加、血脂高，或心力衰竭、心肌梗死、颈动脉栓塞等，白血病、贫血、失血过多所引起的血压过低的供血不足；③眼内压的改变，小血管内压与眼内压失去平衡造成的。

起初，三氧治疗是基于其对厌氧菌的强大杀菌效果。对三氧进一步的研究发现，在血液的三氧化过程中，三氧一旦溶于血浆水中，就能与几种底物发生反应。其中一种是还原型谷胱甘肽（GSH），反应后生成极不稳定的阴离子三氧自由基，质子化后生成羟基自由基（OH·）。血管调节是一个复杂的过程，有几个因子是调节的内在动力。除了组织之间和组织内（持续的、间断的和多孔的毛细血管）的内皮细胞的异质性外（Thronin et al.，1998），血压和血流还受到最重要的化学物质的控制——一氧化氮（NO）、前列腺环素（PGI2）、内皮素 – 1（ET – 1）。三氧化的血液能够增强 NO 的生成。NO 进入红细胞以后，以 S – 亚硝基硫醇的活性分子形式返回血管壁，大量的 NO 通过与半胱氨酸残基 β93 形成 S – 亚硝酸血红蛋白的形式首先被清除，然后传递给阴离子转铁蛋白（AE1），出现在红细胞膜上。这一体系看来不仅可以缓解和增加缺血组织血管的血流，还可以为真正需要氧的地方提供更多的氧（Kosaka，1999）。另外，三氧还可能通过以下机制改善缺血区的供血供氧情况：①通过几种机制增加氧和葡萄糖的转运；②通过激活干细胞促进血管生成；③通过使抗氧化物酶和热休克蛋白的表达上诱发预适应；④触发神经介质的反应，改善生活质量。

医用三氧具有抗炎、提高免疫力、抗氧化、镇痛等多重功效，在与患者自血液充分混合之后，能够激活患者红细胞，从而提升患者的氧气输送能力，同时能够激活白细胞，充分调动患者免疫系统发挥调节功效，以及激活血小板、血管内皮细胞、骨髓细胞和各个器官，充分充当了人体调节酶的作用。三氧预处理对于保护缺血 – 再灌注损伤具有重要的临床意义。

一般来说，缺血性视盘病变多由于相关动脉阻塞引起。及时扩张动脉，促进血液流动，可以使之恢复血液和氧气的供应，从而改善发病时间较短的患者的视力症状。

参考文献

［1］赵月霞，刘桂霞，夏清艳. 13 例缺血性视乳头病变综合治疗体会［J］. 中国中医急症，2004，13（8）：542.

［2］王彦军，董瑞聚. 缺血性视乳头病变 32 例临床观察［J］. 山西医药杂志，2004，

33（4）：355－356.

[3] VELIO B. 臭氧治疗学［M］. 李庆祥、王燕申、译. 北京：北京大学医学出版
社，2006.

[4] 武肖娜、彭凯润、杨红军. 臭氧自体血回输治疗对急性脑梗死患者血脂的影响
［J］. 中国实用神经疾病杂志，2013，16（7）：34－36.

（秦丽欣　马云改）

案例 13：眼底动脉粥样硬化飞蚊症

案例介绍： 患者女性，55 岁。主诉左眼视物模糊 1 天，伴眼前飘动小黑影，眼睛胀痛。

现病史： 患者 1 天前在无明显诱因下突发左眼前黑影，看明亮处时尤为明显，伴双眼胀痛，视力受影响，无头晕、恶心等症状。就诊眼科，眼底散瞳检查结果提示，左眼玻璃体浑浊。

既往史： 高血压史 1 年。

查体： 神志清，精神尚可。

辅助检查： 眼底 OCT 提示，左眼视网膜动脉血流减少。

入院诊断： 飞蚊症、眼底动脉粥样硬化。

治疗： 三氧自体血疗法，三氧浓度 40 mg/L，每日 1 次，15 次为 1 个疗程。

治疗效果： 治疗 4～5 次后眼睛胀痛症状得到缓解，1 个疗程结束后复查眼底 OCT 结果提示，大致正常。

（杨晓辉）

案例 14：突发性耳聋

案例介绍： 患者女性，62 岁，突发性耳聋。主诉突发左耳耳聋、耳鸣 15 天余。

现病史： 患者半个月前晨起突感左耳耳鸣，继而耳聋，有耳堵塞感，

无恶心、呕吐，无眩晕，于耳鼻喉科就诊。

病史：予以高压氧和静点银杏叶治疗 10 天后效果不佳，后经中医科针灸治疗并服用中药，具体不详，效果仍不佳。为进一步诊治来我院疼痛科就诊。

既往史：既往体健，无药物过敏史。

查体：神志清，查体合作。右耳听力正常，无眼震。

辅助检查：无特殊（头颅 CT 正常，排除耳器质性病变）。

入院诊断：突发性耳聋。

治疗：星状神经节阻滞，10 mL 1% 的利多卡因，每日 1 次；配合三氧自体血疗法 30 μg/mL，每日 1 次，10 次为 1 个疗程。

治疗效果：1 个疗程后，患者自诉左耳听力明显恢复达 70%～80%。半年后复诊，双侧听力基本相同。

（杨晓辉）

第三章 三氧在代谢性疾病治疗的案例

案例 1：痛风

案例介绍：患者老年女性，双足麻木、疼痛 1 年余，加重 1 周。

现病史：患者 1 年前在无明显诱因下出现双足麻木、疼痛，泡脚及保暖后症状可缓解，因未影响正常生活，故未予重视。1 年间患者双足麻木、疼痛感逐渐加重，双足发凉感明显，温水泡脚后双足麻木、疼痛缓解不明显。患者曾至徐州市某医院就诊，诊断为痛风、糖尿病，给予控制血糖、改善循环及活血化瘀治疗后双足麻木、疼痛缓解。1 周前患者双足麻木、疼痛加重，夜间疼痛明显，以右踝处疼痛明显。VAS 评分 6 分。

既往史：患者有慢性胃炎病史 30 余年；曾有胃出血病史；高血压及 2 型糖尿病病史 20 余年；甲状腺功能减退 10 余年；冠状动脉粥样硬化性心脏病 5 年余；腰椎间盘突出病史 2 年余。

查体：神志清，BP 146/70 mmHg。颈软，两肺听诊呼吸音清，未闻及干、湿啰音。76 次/min，律齐，各瓣膜听诊区未闻及病理性杂音。无压痛、反跳痛。肝、脾肋下未触及，无移动性浊音，肠鸣音无亢进，双下肢无水肿。双足皮温低，足背动脉弱，双足各趾感觉减退，双足各趾活动正常；右踝红肿，压痛明显。

辅助检查：血常规提示，中性粒细胞比率 76.30%、淋巴细胞比率 18.00%、红细胞 2.82×10^9/L、血红蛋白 76.00 g/L、红细胞压积 23.40%、平均血红蛋白量 27.00 pg；糖化血红蛋白提示，糖化血红蛋白 6.40%，肾功能提示，尿素 32.30 mmol/L、肌酐 272.4 μmol/L、尿酸

1027.6 μmol/L，余抽血检查未见明显异常；尿常规未见明显异常；心电图提示，部分导联 ST - T 改变，Q - T 间期达最高界；胸部正侧位未见明显异常；颈部血管彩超提示，双侧颈总动脉内膜增厚，双侧颈总动脉多发斑块形成，双侧颈内动脉斑块形成，左侧椎动脉供血不足；甲状腺彩超提示，右侧甲状腺体积稍大，双侧甲状腺多发结节；心脏彩超提示，主动脉瓣退变，主动脉瓣轻度狭窄伴轻度关闭不全，二尖瓣正向血流速度加快，左室舒张功能降低；腹部彩超提示，脂肪肝，胆囊壁增厚；泌尿系统彩超提示，双肾血流灌注稍差，双肾囊肿；头颅 CT 提示，老年性脑萎缩，考虑两侧基底节区及右侧脑室旁腔隙性脑梗死，考虑前纵裂池区脂肪瘤。颈椎间盘 CT 提示，颈椎退行性改变，C4 - 5、C5 - 6 及 C6 - 7 椎间盘突出；腰椎间盘 CT 提示，腰椎退行性改变，L3 - 4、L4 - 5 椎间盘突出。

入院诊断：痛风。

治疗：三氧自体血疗法。抽取 100 mL 静脉血注入专用的带有抗凝剂的一次性血袋里，再向血袋注入同等体积的 $O_2 - O_3$ 混合气体，并匀速晃动血袋 3~5 min，然后把血液重新回输到患者静脉中。三氧自体血治疗每天1次，15 次为 1 个疗程，治疗浓度分别为 20 μg/mL、20 μg/mL、25 μg/mL、25 μg/mL、30 μg/mL、30 μg/mL、35 μg/mL、35 μg/mL、40 μg/mL、40 μg/mL、45 μg/mL、45 μg/mL、45 μg/mL、50 μg/mL、50 μg/mL。

治疗效果：双足疼痛减轻，VAS 评分0~2分；复查肾功能提示，尿素10.20 mmol/L、肌酐145.4 μmol/L、尿酸521.0 μmol/L↑。

讨论：痛风是一种尿酸排泄减少和嘌呤代谢紊乱所致的疾病，如果不进行适当、有效的治疗，将导致痛风性肾病。目前，痛风尚无根治办法，具有较高复发率，且并发症较多。三氧自体血疗法把三氧化自体血循环到达机体的各个组织部位，三氧流经部位的炎症组织或感染灶中的细菌、真菌或病毒就会被迅速歼灭；有害血脂胆固醇、甘油三酯、低密度脂蛋白，以及体内代谢产生的废物和细菌病毒分泌的毒物，各种致痛物质，都被三氧灭活或氧化分解。三氧自体血疗法治疗痛风有效率高，无不良反应。

参考文献

[1] 伍沪生. 原发性痛风诊治指南（草案）[J]. 中华风湿病学杂志，2004，8（3）：178 - 181.

[2] 叶贞，詹丽娜，张志宏，等. 临床护理路径在门诊痛风患者护理干预中的应用效果 [J]. 解放军护理杂志，2013，30（20）：9 - 12.

（范后宝）

案例 2：痛风

案例介绍：患者纪某某，男性，双膝关节、足部关节反复肿痛 30 年，再发 18 天。

现病史：18 天前在无明显诱因下右膝关节、双足部再次出现红肿及疼痛感，呈持续性钝痛，口服痛风定胶囊效果欠佳，疼痛阵发性加剧，程度剧烈，加剧时伴大汗，持续 1～2 h 疼痛减轻。

查体：右膝关节、双踝关节肿胀明显，关节僵硬，活动受限，压痛明显。行 B 超检查提示，胆囊结石、脾内钙化灶、右肾稍高回声（符合错构瘤）、右肾小结石（多发）、前列腺增生、甲状腺低回声、左颈总动脉硬化斑块形成。血尿酸 573.9 μmol/L。

入院诊断：痛风。

治疗：三氧自体血 + 关节腔注射疗法。

治疗效果：三氧自体血治疗 + 关节腔注射 1 次疼痛明显减轻；继续三氧自体血治疗 5 次，疼痛缓解，双下肢水肿消失，行走时无疼痛感；三氧自体血治疗 15 次，不但疼痛缓解，尿酸降至 479.7 μmol/L，而且左颈总动脉硬化斑块也消失了。

（董礼春）

案例3：痛风

案例介绍：患者男性，28岁，反复膝关节及踝关节疼痛7年，加重7天。

现病史：患者自述7年前吃海鲜后出现膝关节和踝关节疼痛，就诊于湖南省某医院，查血尿酸增高，诊断为痛风，予口服别嘌醇、秋水仙碱、小苏打治疗，疼痛缓解。但是以后因没注意饮食出现病情反复，每年发作6～7次，疼痛剧烈时予糖皮质激素点滴、口服芬必得止痛治疗。近7天患者上述症状加重，故来本院治疗。本病程中患者无畏寒、发热，无恶心、呕吐，无尿痛、尿急、血尿，无双下肢浮肿，发病以来食欲差，睡眠尚可，大小便正常。

既往史：患者既往体健，否认高血压、糖尿病慢性病史；无外伤、手术史；无药物过敏史；无痛风家族史。

查体：患者一般情况可，全身皮肤黏膜无黄染，浅表淋巴结无肿大。颈软，双肺呼吸音清，无啰音。心率70次/min，律齐，无杂音。腹平，无压痛，无反跳痛及肌紧张，肝脾肋下未及，双膝关节及踝关节红肿疼痛，活动受限，全身关节无变形，神经系统无异常。检查血尿酸为539.8 μmol/L。

入院诊断：痛风。

治疗：根据患者体重及身体情况抽取100 mL静脉血注入专用的带有抗凝剂的一次性血袋里，再向血袋注入同等体积的O_2和O_3混合气体，匀速晃动血袋3～5 min，然后把血液重新回输到患者静脉中。三氧自体血治疗每两天1次，10次为1个疗程，治疗浓度20～40 μg/mL。第1周浓度20 μg/mL，第2周浓度30 μg/mL，第3周浓度40 μg/mL。

治疗效果：第4次治疗后患者膝关节及踝关节红肿疼痛明显减轻，轻度压痛，VAS评分3分。1个疗程后膝关节及踝关节红肿疼痛消失，活动自如，尿酸从治疗前的595.10 μmol/L下降至338 μmol/L。治疗后半年电话随访患者未出现关节疼痛，尿酸检测正常。

（陈淼）

案例4：痛风性关节炎

案例介绍：患者男性，60岁，多关节红肿痛5年加重伴左膝关节疼痛3天。

现病史：患者因食用肉类食品后先后出现足背、膝关节、肘关节红肿热痛不适5年，患者在此期间未曾服用药物治疗，此次入院前3天前食用肉类食品后出现左膝关节红肿及疼痛不适，尤以左膝关节外侧缘局部疼痛明显，左膝关节局部皮温略增高，并伴有左膝关节活动受限，且行走及上下楼时疼痛症状加重，休息时疼痛不适症状有所减轻，自行局部按摩后疼痛症状较前逐渐加重，上述症状影响患者日常生活，自诉既往未曾出现过全身其他关节游走性疼痛、肿胀，为求进一步诊治患者来我院疼痛门诊就诊，行血尿酸检查提示，538 μmol/L，故门诊以痛风收住入院，病程中患者一般情况可，神志清、精神可，否认有低热、盗汗、乏力、饮食可、睡眠可、大小便正常，既往无发热、盗汗等全身不适症状。近期体重无明显减轻。

既往史：患者平素健康状况一般，无肝炎、结核、伤寒等传染病史；否认地方病；否认糖尿病、高血压、冠心病等慢性病史；预防接种史规则接种；有青霉素类过敏史，临床表现皮试（＋）；否认食物过敏史；否认输血、外伤及手术史。

查体：患者左膝关节外形骨性肥大，皮肤红肿、皮温较对侧略增高。左膝关节活动受限（左膝：屈曲<70°、伸直0°），左膝关节内外翻活动时疼痛（＋），左膝关节外侧缘压痛（＋），髌骨活动度差，关节活动有骨响声。双侧浮髌试验（－）、髌骨摩擦试验（＋）、抽屉试验（－）、膝关节过伸试验（－）、膝关节半月板弹响试验（－）。右肘关节皮肤红肿、皮温较对侧略增高，局部压痛（＋）双下肢皮肤感觉正常，双侧足背伸肌肌力及伸踇背伸肌肌力5级，末梢血运可。VAS评分6分（中度疼痛）。血尿酸检查提示，538 μmol/L。左膝关节X线检查提示，左膝骨性关节炎。

入院诊断：痛风性关节炎。

治疗：①三氧自体血疗法。根据患者体重及身体情况抽取 100 mL 静脉血注入专用的带有抗凝剂的一次性血袋中，再向血袋注入同等体积的 O_2 和 O_3 混合气体，并匀速晃动血袋 3~5 min，然后把血液重新回输到患者静脉中。三氧自体血治疗每日 1 次，10 次为 1 个疗程，治疗浓度40~45 μg/mL。

②给予患者右膝关节腔三氧灌注治疗（治疗浓度 35 μg/mL），以及关节周围痛点三氧神经丛封闭治疗，每日 1 次，3~5 次为 1 个疗程，隔日一次，治疗浓度为 35 μg/mL。

治疗效果：1 个疗程后患者左膝关节红肿疼痛不适较前明显缓解，VAS 评分 0 分，复查血尿酸降至 255 μmol/L。

（常玉华）

案例 5：痛风性关节炎

案例介绍：患者男性，70 岁，右膝关节红肿、疼痛不适 1 周。

现病史：患者自述于 1 周前食用肉类食品后出现右膝关节红肿、疼痛不适，关节局部皮温略增高，并伴有右膝关节活动受限，尤以右膝关节内外侧疼痛较明显，于行走活动时疼痛加重，休息时疼痛不适症状可有所减轻，影响患者日常生活。患者自诉既往日常生活及晨起锻炼时未出现上述症状。患者为求进一步诊治来我院疼痛门诊就诊，行血尿酸痛风检查提示，680 μmol/L，故门诊以痛风性关节炎收住疼痛科，病程中患者一般情况可，神志清、精神可，否认有低热、盗汗、乏力，既往无食用海鲜、动物内脏等高嘌呤食物致跖趾关节红肿热痛病史，此次膝关节红肿为首次出现，目前 VAS 评分 6 分（中度疼痛）。患者饮食可，睡眠差，大小便正常，近期体重无明显减轻。

既往史：患者平素健康状况一般，否认肝炎、结核、伤寒等传染病史；否认地方病；否认糖尿病、高血压、冠心病慢性病史。2014 年在我院诊断为慢性阻塞性肺疾病。预防接种史规则接种；否认药物过敏史；否认食物过敏史；否认输血史；否认外伤。2013 年在我院行腰椎间盘开放手术治疗。

查体：T 36.7 ℃，P 82 次/min，R 18 次/min，BP 120/70 mmHg，体重 73 kg，发育正常，神志清，被动体位，步态异常，表情痛苦，精神良好，慢性病容，检查合作。患者右膝关节局部红肿、皮温略增高、皮肤无破溃。右膝关节活动受限（右膝：屈曲 < 100°、伸直 0°），右膝关节内外翻活动时疼痛（＋），右膝关节内外侧缘压痛（＋），右膝关节腘窝压痛（＋），髌骨活动度差，关节处活动有骨响声。右侧浮髌试验（－）、髌骨摩擦试验（＋）、抽屉试验（－）、膝关节过伸试验（－）、膝关节半月板弹响试验（－）。双足局部皮肤无破溃，双下肢、双足皮肤感觉及肌力正常，末梢血运可。目前 VAS 评分 6 分（中度疼痛）。患者肝功、血糖、血沉、凝血检查、蛋白电泳风湿三项、输血五项、血尿便常规未见明显异常。行血尿酸检查提示，481.36 μmol/L。心电图检查提示，窦性心动过缓。门诊右膝关节 X 线片提示，右侧膝关节退行性改变。

诊断：痛风性关节炎。

治疗：①三氧自体血疗法。根据患者体重及身体情况抽取 100 mL 静脉血注入专用的带有抗凝剂的一次性血袋里，再向血袋注入一定浓度同等体积的 O_2-O_3 混合气体，并匀速晃动血袋 3~5 min，然后把血液重新回输到患者静脉中。三氧自体血治疗每日 1 次，10 次为 1 个疗程，治疗浓度为 45 μg/mL。给予患者右膝关节腔三氧灌注治疗及关节周围痛点三氧神经丛封闭治疗，每日 1 次，3~5 次为 1 个疗程，隔日 1 次，治疗浓度为35 μg/mL。

②药物治疗。给予消炎止痛（口服依托考昔片 120 mg/次，每日 1 次）、修复关节软骨（口服氨基葡萄糖胶囊 0.628 g/次，每日 3 次，双醋瑞因胶囊 50 mg/次，每日 2 次）、营养神经（静滴牛痘疫苗接种家兔炎症皮肤提取物注射液 7.2 U/次，每日 1 次）等药物治疗。同时给予膝关节位行动态干扰电治疗、神经肌肉电刺激治疗及超短波治疗。

治疗效果：

1. 2016 年 10 月 23 日至 11 月 1 日第 1 个疗程

①三氧自体血治疗 4 次。2 次右膝关节腔三氧灌注治疗（浓度 35 μg/mL，每关节腔 10 mL）及关节周围痛点神经丛封闭治疗（浓度 35 μg/mL，每关节周围痛点 2～3mL）。治疗后患者膝关节疼痛较前明显减轻，VAS 评分 3 分（轻度疼痛）。

②三氧自体血治疗 6 次。3 次右膝关节腔三氧灌注治疗（浓度 35 μg/mL，每关节腔 10 mL）及关节周围痛点神经丛封闭治疗（浓度 35 μg/mL，每关节周围痛点 2～3 mL）。治疗后患者膝关节疼痛基本消失，VAS 评分 1 分（轻度疼痛）。

③三氧自体血治疗 10 次治疗后患者膝关节疼痛已消失，VAS 评分 0 分（无痛）。给予复查血尿酸提示，455.39 μmol/L。

2. 2017 年 5 月 15—24 日第 2 个疗程

三氧自体血治疗 10 次（门诊治疗）。治疗期间及治疗后 6 个月电话随访患者未出现膝关节红肿疼痛症状。

3. 2018 年 5 月 12—18 日第 3 个疗程

2018 年 5 月 10 日患者自述食用少量海鲜后出现右膝关节红肿、疼痛不适，关节局部皮温增高，并伴有右膝关节活动受限，尤以右膝关节内外侧疼痛较明显，于行走活动时疼痛加重，影响患者日常生活。入院行血尿酸检查提示，520.59 μmol/L；给予患者三氧自体血治疗每日 1 次，10 次为 1 个疗程，治疗浓度为 45 μg/mL。并给予患者右膝关节腔三氧灌注治疗及关节周围痛点三氧神经丛封闭治疗，每日 1 次，3～5 次为 1 个疗程，隔日 1 次，治疗浓度为 35 μg/mL。其后又进行如下治疗。

①三氧自体血治疗 3 次。1 次右膝关节腔三氧灌注治疗（浓度 35 μg/mL，每关节腔 10 mL）及关节周围痛点神经丛封闭治疗（浓度 35 μg/mL，每关节周围点 2～3 mL）。治疗后患者膝关节疼痛较前明显减轻，VAS 评分 3 分（轻度疼痛）。

②三氧自体血治疗 6 次。3 次右膝关节腔三氧灌注治疗（浓度

35 μg/mL，每关节腔 10 mL）及关节周围痛点神经丛封闭治疗（浓度 35 μg/mL，每关节周围痛点 2～3mL）。治疗后患者膝关节疼痛基本消失，VAS 评分 1 分（轻度疼痛）。

③三氧自体血治疗 10 次治疗后患者膝关节疼痛已消失，VAS 评分 0 分（无痛）。给予复查血尿酸提示，474.40 μmol/L。

（常玉华）

案例 6：痛风性关节炎

案例介绍：患者男性，55 岁，手指、足趾关节肿胀疼痛 5 年，加重 1 年。

现病史：患者 5 余年前在无明显诱因下出现手指、足趾关节肿胀疼痛，夜间为重，每于饮酒、劳累、受寒后加重，遂就诊于当地医院，诊断为类风湿性关节炎，给予布洛芬等药物治疗后，疼痛缓解不明显，近 1 年疼痛加重，右手指关节疼痛剧烈，患者为求进一步诊治门诊以痛风性关节炎收入院。患者自发病以来，精神、睡眠及饮食欠佳，大小便正常，体重无明显变化。

既往史：高血压。

查体：BP 124/90 mmHg。神志清，精神可，面色潮红，生命体征平稳，双侧瞳孔正大等圆，对光反射正常，心肺腹未见明显异常，胸廓无明显畸形，步伐蹒跚，左足趾骨及拇指红、肿、压痛明显、功能受限，其余未见明显异常。辅助检查血常规提示，白细胞 12.05 × 10⁹/L，红细胞 3.1×10¹²/L，血小板 199×10⁹/L；肝功能提示，谷丙转氨酶 5.5 U/L，谷草转氨酶 10.1 U/L，总胆红素 8.5 μmol/L；肾功能提示，肌酐145.9 μmol/L，尿酸 662.5 μmol/L，尿素 11.1 mmol/L；心电图提示，窦性心律。

入院诊断：痛风性关节炎、高血压。

治疗：三氧自体血疗法配合别嘌醇药物及镇痛药物治疗。

治疗效果：手指、足趾关节肿胀消退，疼痛较前缓解明显，活动受限好转，夜间睡眠质量改善。

（史可梅　王彦欣　韩杰　韩晨阳）

案例 7：痛风性关节炎

案例介绍：患者男性，56 岁，右侧跗趾关节、左侧踝关节肿痛 1 周余。

现病史：患者于 1 周前，在无明显诱因下出现右侧跗趾关节、左侧踝关节肿痛症状，呈红、肿、热、痛，伴关节功能障碍，疼痛发作时不能屈伸。未治疗，未见好转，病程中伴阵发性头晕，饮食睡眠可、尿频、尿急，大便正常。

既往史：高血压病史 5 年余，血压最高达 220/160 mmHg，平日口服硝苯地平控制血压，具体血压控制不详。否认糖尿病史。

查体：BP 180/100 mmHg，神清语明，巩膜无黄染，口唇无发绀，颈静脉无怒张，肝颈静脉回流征（−）。双肺呼吸音清，未闻及干湿啰音。心脏听诊，心率 90 次/min，节律规整，各瓣膜听诊区未闻及杂音及额外心音，腹软，无压痛及反跳痛，肝、脾肋下未触及，右侧跗趾关节、左侧踝关节肿痛。

辅助检查：心电图检查提示，窦性心律，90 次/min，心电轴不偏，不正常心电图，V5 V6ST 段下移 0.05 mV；胸部正位片提示，心肺膈未见明显异常，肝胆胰脾彩超提示，胆囊炎、多发性胆囊息肉、多发胆囊结石、泌尿系彩超提示，结合肾功检查，必要时充盈膀胱后复查；血脂提示载脂蛋白 A1 0.97 g/L；尿常规提示，尿蛋白（+−）；隐血（+−）；肾功提示，尿素 13.4 mmol/L，尿酸提示 503 μmol/L，胱抑素 C 3.55 mg/L；肌酐 335.0 μmol/L；肝功、血糖、心肌酶、电解质无异常。

入院诊断：痛风、痛风性关节炎、肾功能不全肾衰竭（失代偿期）、高血压病 3 级（很高危）、胆囊炎、胆囊息肉（多发）、胆囊结石（多发）。

治疗：三氧自体血疗法配合药物及调整血压对症治疗。

治疗效果：患者右侧跗趾关节、左侧踝关节肿痛消失，血尿酸、肌酐均正常。

（徐凤梅）

案例 8：高尿酸血症

案例介绍：患者张某某，男性，32 岁，常规体检发现尿酸 692.8 mol/L。

现病史：常规体检发现尿酸 692.8 mol/L。

既往史：高尿酸血症。

查体：BP 126/84 mmHg，心率 76 次/min。神志清，精神可，瞳孔正大等圆，对光反射灵敏。颈软，两侧对称，无颈强直，颈静脉无怒张，气管居中，甲状腺无肿大。胸廓无畸形，双肺呼吸音清，无干湿啰音。腹部查体未见异常。四肢、脊柱无畸形，活动自如，关节无红肿，下肢无可凹陷性水肿。神经系统皮肤划纹征（−），生理反射存在，未引出病理反射。

入院诊断：高尿酸血症。

治疗：给予三氧自体血治疗两个疗程（起始浓度 25 μg/mL，以后以 5 μg/mL 递增至 40 μg/mL，每个疗程 10 次），配合高尿酸血症健康饮食指导。

治疗效果：实验室复查结果回报尿酸 241.8 μmol/L。

（王蕾 巴雅超）

案例 9：糖尿病

案例介绍：患者男性，52 岁，主因发现血糖升高半个月入院。

现病史：血糖升高，持续半个月，给予患者胰岛素治疗，诺和灵 30 R，18 IU 皮下注射，餐前每日 2 次。血糖控制不理想，平均空腹血糖 15 mmol/L，餐后 2 h 血糖 22 mmol/L。

既往史：2 型糖尿病。

查体：患者入院时随机血糖 24.8 mmol/L；尿常规，酮体（＋＋），葡萄糖（＋＋＋）；血生化，尿酸 433 μmol/L，甘油三酯 18.2 mmol/L，总胆固醇 8.4 mmol/L。

入院诊断：2 型糖尿病。

治疗：自入院当日起患者开始行三氧自体血治疗。入院第 2 天患者空腹血糖 6.8 mmol/L，餐后 2 h 血糖 15.4 mmol/L。入院第 3 天患者行第二次三氧自体血治疗。入院第 4 天患者空腹血糖 6.1 mmol/L，餐后 2 h 血糖 12.4 mmol/L，之后患者隔日行 1 次三氧自体血治疗。入院第 5 天复查尿常规，酮体（-），葡萄糖（-），胰岛素逐渐减量注射到 10 IU。

治疗效果：患者采用三氧自体血治疗 10 次后，空腹血糖 6 ~ 7 mmol/L，餐后 2 h 血糖 7 ~ 8 mmol/L，血糖控制平稳出院。

（陈宁）

案例 10：2 型糖尿病、血脂异常

案例介绍：患者中年男性，40 岁，因发现血糖高 7 年，口干、乏力 1 周入院。

现病史：患者于 7 年前常规体检查空腹血糖高，具体数值不详，同时偶伴口干、多饮、多尿症状，日饮水量 2000 mL，出量与入量相当，无明显乏力，无明显体重减轻，就诊我院，明确诊断为 2 型糖尿病，降糖方案为诺和锐 30 U，早晚各 15 U，餐前皮下注射，间断口服二甲双胍，未饮食控制，未系统监测血糖，血糖控制差。近 1 周，口干、乏力加重，为求进一步诊治而来我院，门诊以 2 型糖尿病收入院。病程中患者视物模糊，头晕，手足麻木，睡眠可，食欲可，大小便正常。

既往史：高血压病史 10 余年，现口服苯磺酸氨氯地平 2.5 mg 降压。否认心脑血管疾病；否认传染病史；否认药物及相关食物过敏史。

查体：血压 169/105 mmHg，颜面无水肿，周身皮肤无紫纹，甲状腺未触及，双肺听诊未闻及干湿啰音，心率 78 次/min，律整，心音正常，无杂音，腹平软，双下肢无水肿，双下肢足背动脉搏动正常。

行甲状腺彩超提示甲状腺右叶结节（TI - RADS 3）；颈动脉彩超提示，

右侧椎动脉较左侧纤细；肺 CT 提示，左肺舌段慢性索条，双肺小叶间隔旁型肺气肿，脂肪肝；腹部彩超提示，脂肪肝、肝囊肿，腹腔多发小淋巴结，建议复查；肝肾糖脂 + 离子提示，总胆固醇 6.56 mmol/L↑、甘油三酯 11.73 mmol/L↑、高敏 C - 反应蛋白 3.29 mg/L↑、载脂蛋白 A1 1.65 G/L↑、葡萄糖 11.39 mmol/L↑、果糖胺 427.3 μmol/L↑；ACR 测定 ACR 39.761 ↑、尿肌酐 19603.289 μmol/L ↑、尿白蛋白 88.074 mg/L↑；糖化血红蛋白测定，糖化血红蛋白 7.4 %↑；尿常规分析糖（＋＋＋）。

入院诊断：2 型糖尿病、糖尿病周围神经病变、甲状腺结节、肺气肿、脂肪肝、肝囊肿、血脂异常。

治疗：免疫三氧自体血回输配合药物对症治疗。

治疗效果：治疗后总胆固醇 4.07 mmol/L，甘油三酯 3.24 mmol/L↑，低密度脂蛋白胆固醇 1.64 mmol/L。

（李可心）

案例 11：高脂血症

案例介绍：患者景某某，女性，43 岁，3 个月前出现头闷不适。

现病史：患者入院前 3 个月在无明显诱因下出现头闷不适，门诊检查发现甘油三酯升高，血糖偏高，院外饮食控制、口服甘糖酯治疗，无明显效果。

既往史：患者过去身体健康状况一般。否认肝炎、结核等传染病史；否认糖尿病、冠心病、高血压慢性病史；否认药物过敏史；否认手术史及输血史。

查体：血脂，胆固醇 5.64 mmol/L，甘油三酯 26.12 mmol/L。

入院诊断：高甘油三酯血症。

治疗：给予常规治疗和三氧自体血治疗 1 个疗程。

治疗效果：患者症状明显改善，甘油三酯 5.62 mmol/L，胆固醇 5.23 mmol/L。

（戴鑫）

案例 12：高脂血症

案例介绍：患者刘某某，男性，51 岁，常规体检发现总胆固醇、甘油三酯异常。

现病史：患者常规体检发现总胆固醇 10.50 mmol/L，甘油三酯 25.42 mmol/L。

既往史：高脂血症。

查体：BP 130/82 mmHg，P 76 次/min。神志清，精神可，瞳孔正大等圆，对光反射灵敏。颈软，两侧对称，无颈强直，颈静脉无怒张，气管居中，甲状腺无肿大。胸廓无畸形，双肺呼吸音清，无干湿啰音。腹部查体未见异常。四肢、脊柱无畸形，活动自如，关节无红肿，下肢无可凹陷性水肿。神经系统皮肤划纹征（－），生理反射存在，未引出病理反射。总胆固醇 10.50 mmol/L，甘油三酯 25.42 mmol/L。

入院诊断：高脂血症。

治疗：给予三氧自体血治疗两个疗程（起始浓度为 25 μg/mL，以 5 μg/mL 递增至 40 μg/mL，每个疗程 10 次），配合健康饮食指导。

治疗效果：复查结果提示，总胆固醇 7.82 mmol/L，甘油三酯 13.22 mmol/L。

（王蕾　巴雅超）

第四章 三氧在皮肤疾病治疗的案例

第一节 带状疱疹疾病治疗案例

案例1：带状疱疹后神经痛

案例介绍：患者男性，54岁，左臀部及大腿进行性疼痛3天。

现病史：患者约3天前在无明显诱因下出现左臀部及大腿疼痛，并出现黄豆样大小红色斑丘疹后发展为疱疹，结痂，伴持续性针刺烧灼样疼痛，疼痛剧烈，夜间无法入睡，VAS评分4~8分，触摸疱疹区疼痛加重，就诊当地某医院诊断为腰椎间盘突出，给予保守治疗后未缓解，疼痛进行性加重，行走困难。

既往史：否认冠心病、糖尿病、溃疡病史；否认肝炎、结核传染性病史；否认外伤、输血史；预防接种史不详。

查体：患者一般情况可，膝盖以下有大片色素沉着，有结痂，痛觉超敏，在当地医院就诊，诊断为腰椎间盘突出，给予保守治疗后缓解，疼痛进行性加重，行走困难，今日来我院疼痛科门诊就诊，行MRI检查提示多节段腰椎间盘突出，为进一步治疗收住院。

入院诊断：带状疱疹后神经痛、腰椎间盘突出。

治疗：入院后完善各项检查，先后5次进行硬膜外及疱疹局部神经阻滞治疗，注射消炎镇痛药物（利多卡因5 mL + 曲安奈德15 mL），第1次治疗后疼痛明显缓解，数日后复发，但较之前有所缓解，后每周1次，连续 5 周，同时进行三氧自体血疗法，每周 5 次，持续 3 周，浓度从 30 μg/mL 逐渐增加至 50 μg/mL。

治疗效果：疗程后疼痛基本消失，VAS 评分 1~2 分，予以出院，出院 1 个月后随访，未复发。

讨论：带状疱疹是皮肤科常见的疾病，近年来发病率有逐渐增加的趋势，多发于春夏两季，多见于机体免疫力低下，老年体弱者，约有 10% 的带状疱疹患者可并发带状疱疹后神经痛，而 60 岁以上患者带状疱疹后神经痛发病率最高。

发病初期患者疼痛剧烈，不能触碰，没有东西碰到时也常发生疼痛，中期病毒侵犯神经，引发后遗神经痛。后遗神经痛多见于免疫力低下及年老体弱者疱疹后神经痛可持续半年或者更长时间，部分患者精神、心理由于长时间受疼痛的困扰，受到严重伤害，甚至抑郁绝望。

目前，带状疱疹后神经痛治疗方法可缓解疼痛，提高机体免疫力，改善生活质量，带状疱疹后神经痛的治疗方法有局部疗法、药物疗法、神经阻滞疗法。

参考文献

［1］ ADRIANA S，GREGORIO M S，FADI S，et al. Madrid declaration of ozone therapy ［M］. 2nd ed. Spain：Grafox Imprenta，2015.

［2］ 谭冠生. 疼痛诊疗学［M］. 北京：人民卫生出版社，2005.

［3］ 严相默. 临床疼痛学［M］. 延吉：延边人民出版社，1998.

（马云政　田月娇）

案例 2：带状疱疹后神经痛

案例介绍：患者老年男性，主诉右胸部疼痛 13 天。

现病史：患者于入院前 13 天在无明显诱因下出现右胸部疼痛，呈针扎样疼痛，触摸可加重，当时无皮疹、无咳嗽、咳痰，无肢体力弱、麻木，无饮水呛咳、吞咽困难，无口角歪斜，无视物异常等，就诊于我院门诊皮肤科，考虑带状疱疹，给予抗病毒、营养神经及对症止痛治疗，后患者出现右胸部皮疹且逐渐加重，自觉疼痛程度较前加重，今为求进一步诊治来我院疼痛科就诊，查看患者见右胸背部散在多发皮疹改变，考虑肋间神经炎，收住院治疗。

既往史：2型糖尿病10余年，现皮下注射胰岛素诺和灵30R，早餐前12 IU，晚餐前8 IU，平素未监测血糖。诊断左下肢静脉曲张20余年。2011年6月因头晕在我院住院治疗，诊断为脑供血不足、颈椎病、高脂血症、鼻窦炎。2年前诊断前列腺癌，现长期口服比卡鲁胺、乌苯美司片。否认高血压、冠心病等病史；否认肝炎及结核等传染病史；否认重大外伤史；30多年前因阑尾炎行阑尾切除术。2012年在我院行痔疮手术治疗。否认输血史；否认食物及药物过敏史。预防接种史不详。

查体：右胸有针扎样疼痛，触摸疼痛加重，无皮疹，两天后右胸疼痛部位出现疱疹，VAS评分5～6分，夜间有时会疼醒。

入院诊断：带状疱疹疼痛。

治疗：胸椎神经根附近注射利多卡因5 mL＋生理盐水15 mL＋腺苷钴胺0.5 mg＋曲安奈德20 mg；三氧自体血治疗，每天1次，每周5次，共15次（1个疗程），初始浓度30 μg/mL，第2次浓度增加至40 μg/mL，之后浓度不变。

治疗效果：治疗结束后，疱疹消失，疼痛明显减轻，VAS评分2～3分，不影响睡眠。

参考文献

［1］ADRIANA S，GREGORIO M S，FADI S，et al. Madrid declaration of ozone therapy ［M］. 2nd ed. Spain：Grafox Imprenta，2015.

［2］谭宪湖，谭冠先. 带状疱疹及带状疱疹后神经痛的治疗进展 ［J］. 国际麻醉学与复苏杂志，2003，24（4）：254－256.

（田月娇）

案例 3：带状疱疹

案例介绍：患者女性，31 岁，左侧手臂红斑、丘疹、水疱、渗出、瘙痒 10 天。

现病史：患者自述 10 天前在无明显诱因下出现左侧手臂酸痛，夜间为甚，次日疼痛部位出现簇疱疹，痛如火燎，在我院皮肤科诊断为带状疱疹，给予口服外用药物治疗，10 天内曾口服中药，手臂部分疱疹未见明显消退，时有麻木等感觉，外用膏剂未见明显疗效。

既往史：6 年前诊断左肾结核，行左肾切除术后，并口服异烟肼、利福平治疗 2～3 个月，因患者常年口服激素及免疫抑制剂，近 1 年口服异烟肼及利福平预防结合复发，3 个月前停用抗结核药物。1 年余前发现血压增高。1 年余前于我院风湿免疫科诊断为营养性贫血、肾性贫血、重度骨质疏松、血小板减少、电解质紊乱、高尿酸血症、肺动脉高压、高脂血症、反流性食管炎。有输血史。对某种西药类感冒药及吡嗪酰胺过敏。

查体：T 36.5 ℃，P 80 次/ min，R 20 次/ min，BP 123/75 mmHg，发育良好，营养中等，神志清，言语流利，表情自然，自主体位，查体合作。左手第 1～第 3 手指、手掌及手背桡侧、左前臂伸侧、左肘关节伸侧、左上臂外侧皮肤可见簇集分布红色丘疱疹，左手背弥漫性红肿。结膜、口唇苍白。双肺呼吸音正常，未闻及干湿性啰音，心率 80 次/ min，律齐，各瓣膜听诊区未闻及病理性杂音。腹部凹陷，无压痛、反跳痛及肌紧张，肝脾肋下未触及。肠鸣音 4 次/ min。双下肢无水肿。腹部核磁、B 超均无异常。

入院诊断：带状疱疹。

治疗：①神经阻滞。2% 的利多卡因＋0.9% 的氯化钠注射液＋曲安奈德＋腺苷钴胺。

②三氧自体血疗法。根据患者体重及身体情况抽取 100 mL 静脉血注入专用的带有抗凝剂的一次性血袋中，再向血袋注入同等体积的 O_2 和 O_3 混合气体，匀速晃动血袋 3～5 min，然后把血液重新回输到患者静脉中。

三氧自体血治疗每周 5 次，10 次为 1 个疗程。治疗浓度为 30 ~ 50 μg/mL，首次浓度为 30 μg/mL，以后以 10 μg/mL 递增至 50 μg/mL。

治疗效果：3 次治疗后左手臂带状疱疹肿胀、渗出较前减轻，左手第1 ~ 第3手指、手掌及手背桡侧、左前臂伸侧、左上臂外侧皮肤可见簇集分布红色丘疹，左手背弥漫性红肿；10 次治疗后左手臂疼痛、肿胀较前减轻，皮疹较前消退，无发热。左手臂及手背疱疹基本消退，左手背弥漫性红肿消退结痂。VAS 评分从 9 分降至 2 分（图 4 - 1）。

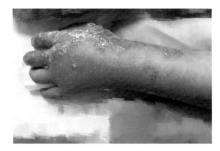 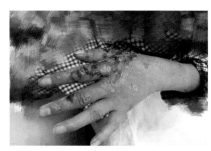

（a）治疗前　　　　　　　　　　　（b）治疗后

图 4 - 1　带状疱疹患者治疗前后

讨论：带状疱疹是由水疱 - 带状疱疹病毒引起的急性皮肤病。对此病毒无免疫力的儿童被感染后，发生水痘。部分患者被感染后成为病毒携带者无病症。由于病毒具有亲神经性，感染后可长期潜伏于脊髓神经后根神经节的神经元内，当抵抗力低下或劳累、感染、感冒时，病毒可再次生长繁殖，并沿神经纤维移至皮肤，使受侵犯的神经和皮肤产生强烈的炎症。皮疹一般由单侧性和按神经节段分布的特点，由集簇性的疱疹组成，并伴有疼痛；年龄越大，神经痛越严重。本病好发于成人，春秋季节多见，发病率随年龄增大而呈显著上升。

三氧疗法治疗湿疹的作用如下。

（1）激活人体免疫系统，诱导机体长生白介素、干扰素等细胞因子，起到激活和调节免疫系统的作用。

（2）抑制病毒生长复制的作用。

（3）改善局部微循环、提高组织氧浓度、促进组织修复的作用。

（4）调节脑血管的功能，改善患者抑郁状态。研究发现现在常规的抗病毒、镇痛、增强患者免疫力等治疗的基础上联合应用三氧自体血疗法，可以明显减轻患者爆发痛次数、减轻患者疼痛程度和改善患者生活质量。

参考文献

[1] ADRIANA S, GREGORIO M S, FADI S. Madrid declaration of ozone therapy ［M］. 2nd ed. Spain：Grafox Imprenta，2015.

（徐硕）

案例 4：带状疱疹后神经痛

案例介绍：患者女性，64 岁，左侧肩部刀割、针刺样疼痛两个半月。

现病史：患者两个半月前在无明显诱因下出现左侧肩背部疼痛，就诊于天津市某医院，诊断为带状疱疹，给予氨酚可待因治疗。2 天后该处皮肤出现簇状疱疹，就诊于另一家医院，进行抗病毒及镇痛（药物不详）治疗后，疱疹处干燥、结痂，但疼痛进行性加重，呈刀割样绞痛，影响夜间睡眠。后就诊于天津某医院皮肤科，行激光、中药等治疗，效果不明显，遂来我院就诊，门诊以带状疱疹后神经痛收住院。患者自发病以来，无发热，饮食可，精神、睡眠欠佳，大小便正常，体重未见明显改变。

既往史：高血压。

查体：BP 115/75 mmHg。神清，精神可，生命体征平稳。双侧瞳孔正大等圆，对光放射正常；心肺腹未见明显异常；胸廓无明显畸形；左侧肩背区域皮肤可见色素沉着，痛觉超敏，局部无红肿，浅感觉减退；其余未见明显异常。行血常规检查，白细胞 $5.95 \times 10^9/L$，红细胞 $3.8 \times 10^{12}/L$，血小板 $140 \times 10^9/L$；肝功能检查，谷丙转氨酶 20.9 U/L，谷草转氨酶14.5 U/L，总胆红素 10.3 $\mu mol/L$；肾功能检查，肌酐55 $\mu mol/L$，尿素 3.4 mmol/L；心电图提示，窦性心律。

入院诊断：带状疱疹后神经痛、高血压。

治疗：三氧自体血疗法配合神经脉冲射频治疗及镇痛、营养神经治疗。

治疗效果：左侧肩部、背部如刀割、针刺样疼痛缓解明显好转，痛觉超敏缓解，睡眠质量改善。

（史可梅　王彦欣　韩杰　韩晨阳）

案例5：带状疱疹性神经痛

案例介绍：患者女性，43岁，右侧颈部及耳后疼痛伴疱疹5天，加重2天。

现病史：患者于5天前在无明显诱因下颈肩部出现成簇疱疹区域，患处首先出现潮红斑，继而出现丘疹并迅速变为水疱并伴有疱疹区域疼痛症状，呈持续性针扎样痛，并影响睡眠及生活，VAS评分5~6分，在新疆某医院就诊，诊断为带状疱疹，门诊给予口服泛西洛韦，每次2片，每天3次。后到新疆另一家医院就诊，诊断为带状疱疹，未行任何治疗。近2天耳前及颈部疼痛明显加剧，呈针扎样疼痛，影响睡眠及生活，VAS评分4~5分。现为进一步诊疗来我院门诊就诊，初步诊断为带状疱疹神经痛，收住我院疼痛科病房。患者自发病以来，一般情况可，精神尚可，饮食尚可，睡眠差，大小便规律，体重无明显下降。

既往史：患者平素身体健康状况良好，否认高血压、糖尿病病史；否认伤寒、结核、肝炎等传染病史。2018年5月在兰州大学某医院行腹腔镜下子宫肌瘤剔除术。对磺胺类药物、氨苄西林过敏。否认食物过敏史；否认近期服用过阿司匹林。

查体：右侧颈肩部及前胸有疱疹区域，右侧颈肩部疱疹区触痛（+），放射至头部，斜方肌及胸锁乳突肌无紧张，压痛（+），旋肩关节不受限，浅、深感觉正常。上肢肌力及肌张力正常，无明显肌萎缩，共济运动正常。

入院诊断：带状疱疹性神经痛。

治疗：①30 μg/mL O$_3$ 三氧自体血每日 1 次，10 次为 1 个疗程，共计 1 个疗程。

②10 mL 0.2% 的利多卡因 + 5 mg 曲安奈德，行颈 C2 旁神经阻滞，间隔 4 日阻滞 1 次，3 次为 1 个疗程，共计 1 个疗程。

治疗效果：右侧颈部及耳后疼痛症状基本消失，其余无不适主诉，VAS 评分 1 ~ 2 分。

（李彤）

案例 6：带状疱疹后遗神经痛

案例介绍：患者男性，65 岁，右侧胸前及腰背部反复疼痛 8 个月，加重 2 天。

现病史：患者 8 个月前在无明显诱因下出现乏力、低热，右侧胸前及腰部皮肤自觉灼热感及疼痛，疼痛为针刺样，阵发性，无规律性。后逐渐出现疼痛区域皮肤潮红，带状分布，并很快出现丘疹及水泡，至徐州市某医院就诊，诊断为带状疱疹，给予营养神经、抗病毒等治疗后疱疹逐步好转，但疱疹区域残留疼痛，疼痛感为放电样刺痛，诊断为带状疱疹后遗神经痛，给予止痛及营养神经等治疗后，疼痛稍缓解。2 天前右侧胸前及腰背部疼痛加重。

既往史：患者过去身体健康状况一般，左肩关节周围炎病史 1 年；否认肝炎、结核等传染病史；否认糖尿病、冠心病、高血压病史。有海鲜类食物过敏史；否认药物过敏史；否认手术史及输血史。

查体：VAS 评分 6 分。患者神志清，步入病房，主动体位，查体合作。双肺呼吸音清，未闻及干湿性啰音，心律齐，各瓣膜听诊区未闻及明显异常。腹平软，无压痛及反跳痛，肝脾肋下未触及，Murphy's（ - ）。左肩关节活动受限，左肩关节周围压痛。右侧腰部可见 8 cm × 4 cm 大小线性色素沉着区域，无水泡，无红肿，触之疼痛。右侧季肋区可见散在 2 cm × 2 cm 大小线性色素沉着区域，无水泡，无红肿，触之疼痛。

入院诊断：带状疱疹后遗神经痛。

治疗：患者入院后行三氧自体血治疗。首先使用 100 mL 20 μg/mL 三氧抽取自体血 100 mL 混合后回输至患者体内，以后的治疗浓度分别为 20 μg/mL、25 μg/mL、25 μg/mL、30 μg/mL、30 μg/mL、35 μg/mL、35 μg/mL、40 μg/mL、40 μg/mL。

治疗效果：治疗结束患者 VAS 评分降至 1 分。

（范后宝）

案例 7：带状疱疹后遗神经痛

案例介绍：患者男性，63 岁，因左侧腹部、背部反复发作性疼痛 4 年入院。

现病史：患者 4 年前在无明显诱因下突然出现左侧腹部及背部灼烧样疼痛，前往当地医院就诊后给予口服药物治疗（具体用药及剂量不详），症状未见明显缓解，随后背部疼痛部位局部逐渐出现红色皮疹，与正常皮肤界限清。再次前往当地医院就诊，给予外用药物及输液治疗（具体用药及剂量不详），症状未见明显缓解，皮疹蔓延至腹部，局部出现透亮水泡，后形成暗红色瘢痕，疼痛仍未见明显缓解。为求进一步治疗，至我院疼痛科就诊。

既往史：有高血压病史 20 余年，规律服用非洛地平片 5 mg，每天 2 次，血压控制尚可；有冠心病史 2 年，未予重视治疗；否认糖尿病史；否认药物及食物过敏史。

查体：神志清，精神欠佳。背部及腹部可见少许暗红色皮疹，呈带状分布，界限清楚，未见水泡，触痛（＋＋）。予以胸部正侧位及心电图等常规检查未见异常。

入院诊断：带状疱疹后神经痛。

治疗：皮下注射 2 mL 1% 的利多卡因 + 15 mL 30 μg/mL 三氧，每日 1 次，共 10 次；配合三氧自体血疗法 30 μg/mL，每日 1 次，15 次为 1 个疗程。

治疗效果：1 个疗程结束，患者自述疼痛症状较前明显减轻，VAS 评分由初入院的 5 分降至 2 分。2 个月后来我科复诊，该患者腹部及背部疼痛情况基本消失。

（王昌合）

案例 8：带状疱疹

案例介绍：患者男性，44 岁，左胸背部水疱伴疼痛 10 余天。

现病史：患者于 10 天前在无明显诱因下出现左侧胸背部灼热疼痛不适，伴乏力、食欲缺乏，5 天前左侧胸背部出现簇集状水疱，米粒至黄豆大小，水疱疱壁紧张，疱液清亮，呈带状排列，单侧分布，局部针刺样疼痛，影响睡眠。无畏冷、寒战，无腹痛、腹泻，无胸闷、胸痛，无下肢水肿等不适，曾就诊于当地诊所，给予口服用药加外用药膏、药水涂抹，具体欠详。水疱逐渐吸收，但胸背部疼痛没有明显好转。

既往史：无特殊。

查体：双肺呼吸音清晰，未闻及干湿性啰音。心律齐，各瓣膜听诊区未闻及病理性杂音。腹平软，无压痛、反跳痛。左侧胸背部可见一带状皮损，由左侧胸部连接至左侧背部，水疱吸收，局部可见褐色结痂，表面无化脓、溃疡等。

入院诊断：带状疱疹。

治疗：门诊治疗，建议患者用生理盐水清理疮面，保持疮面清洁、干燥即可。局部未给予特殊用药。同时建议患者行三氧自体血疗法，未给予任何口服药。根据患者体重及身体情况抽取 100mL 静脉血注入专用的带有抗凝剂的一次性血袋中，向血袋注入同等体积的 O_2 和 O_3 混合气体，并匀速晃动血袋 3~5 min，然后把血液重新回输到患者静脉中。三氧自体血治疗每周 3 次，10 次为 1 个疗程，治疗浓度为 20~40 μg/mL，首次浓度为 20 μg/mL，之后每次以 5 μg/mL 递增至 40 μg/mL。

治疗效果：3 次治疗后患者左胸背部烧灼感、疼痛感明显减轻；1 个疗程后患者上述症状均消失（图 4 - 2）。

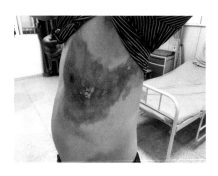
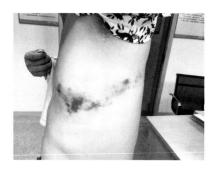

（a）治疗前　　　　　　　　　　　　　　　（b）治疗后

图 4 - 2　带状疱疹治疗前后对比

讨论：带状疱疹相关性疼痛可分为发疹前神经痛、发疹期间神经痛及疱疹后遗神经痛，病程 10 余天，属于发疹期间神经痛。其疼痛机制是损伤后周围神经元自发释放递质，降低激活阈值，对外界刺激反应增强，感觉过敏，引起中枢神经对所有传入信号反应增强，从而引起疼痛。三氧自体血疗法，对带状疱疹引起的神经痛，具有可靠的疗效，因此，患者在没有外用药及口服用药的情况下，单纯给予三氧自体血疗法，缓解并消除了带状疱疹引起的神经痛。

（李能文）

案例 9：带状疱疹

案例介绍：患者女性，32 岁，主诉右侧腰背部疼伴红斑水疱 3 天，加重 1 天收入院。

现病史：患者 5 天前自觉患感冒出现左侧头疼，疼痛在头部左前额部，疼痛性质为刺痛，放射至后枕部，3 h 后左前额部出现潮红斑，很快出现绿豆大小的丘疹，簇状分布且融合，继之迅速变为水疱，疼痛逐渐加重，自行口服感冒药物未见好转，1 天前上述症状再次加重，且眼睑部出现潮红斑，今为系统治疗，来我院我科就诊。门诊以带状疱疹收入院。

既往史：患者过去身体健康状况一般。否认肝炎、结核等传染病史；

否认糖尿病、冠心病、高血压病史；否认药物过敏史；否认手术史及输血史。

诊断结果：带状疱疹。

治疗：入院后给予三氧自体血回输治疗、偏振光治疗。

治疗效果：经治疗 2 天后水疱开始结痂，疼痛有所缓解，三氧自体血回输治疗 6 次后出院时，结痂部皮色变淡；后期回访，无再复发，无疼痛。

（尚应兆）

案例 10：带状疱疹

案例介绍：患者女性，47 岁，主诉左侧面部针扎样疼痛不适 1 周。

现病史：患者 1 周前在无明显诱因下出现左侧面部针扎样疼痛不适，疼痛呈阵发性，左侧面颊区及额面部逐渐出现红色簇集性小丘疹，周围有红晕，沿皮神经分布，疼痛区域主要位于于左侧眶上、额顶部、颜面部，触摸患区时可诱发疼痛发作，严重影响患者日常生活及夜间睡眠。患者为求进一步诊治，遂来我院疼痛门诊就诊，经详细病史后门诊以带状疱疹性神经痛收住我科。患者否认有低热、乏力、寒战、盗汗，左侧面部皮肤皮肤表面无潮湿及苔藓样斑片状改变。病程中患者一般情况可，神志清，精神欠佳，饮食可，睡眠稍差，大小便无异常。

既往史：患者既往体健，无高血压、糖尿病、冠心病慢性病史；否认结核及肝炎等传染病史；无手术及外伤病史；无输血史；无药物食物过敏史；预防接种史不详。

查体：患者左侧额面部、颜面部可见红色簇集性小丘疹，周围有红晕，沿皮神经分布，疼痛区域主要位于左侧眶上、额顶部、颜面部，呈自发性针扎样疼痛，触摸患区时可诱发疼痛发作，严重影响患者日常生活及夜间睡眠。VAS 评分 8 分（重度疼痛）。肝肾功、血糖、凝血检查、心电图、输血五项均未见明显异常。

入院诊断：带状疱疹（左侧额面部、颜面部）。

治疗：①患者诊断明确，进一步完善相关检查。

②三氧自体血疗法。根据患者体重及身体情况抽取 100 mL 静脉血注入专用的带有抗凝剂的一次性血袋中，再向血袋注入同等体积的 O_2 和 O_3 混合气体，并匀速晃动血袋 3~5 min，然后把血液重新回输到患者静脉中。三氧自体血治疗每日 1 次，10 次为 1 个疗程，治疗浓度 40~45 μg/mL。

③疱疹区域三氧局部湿敷。根据患者疱疹区范围，抽取 50 mL O_2 和 O_3 混合气体注入 100 mL 0.9% 的氯化钠抽出 50 mL 后溶液的血液中，匀速晃动 3~5 min，然后纱布浸湿后湿敷疱疹区域 20~30 min。三氧湿敷治疗每日 3 次，7 天为 1 个疗程，治疗浓度 50~55 μg/L。

④给予患者眶上及滑车神经射频微创治疗术。

治疗效果：2018 年 7 月 10—13 日为第 1 个疗程，4 次治疗后患者额面部及颜面部疱疹区域红色簇集性小丘疹明显消失，疱疹区域疼痛不适症状较前缓解，VAS 评分 3~4 分（中度疼痛），夜间睡眠好（图 4-3）。1 个疗程后患者疼痛基本消失，疱疹区域呈疱疹后色素沉着斑。治疗后 2 个月电话随访患者未出现面部疼痛。

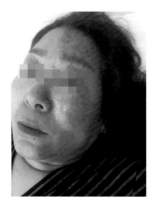 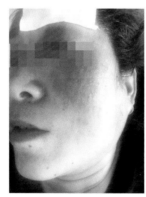 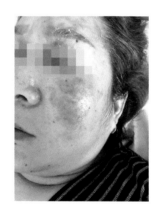

（a）第 1 天湿敷前　　　（b）第 2 天湿敷后　　　（c）第 4 天湿敷后

图 4-3　带状疱疹治疗过程

（常玉华）

案例 11：带状疱疹后遗神经痛

案例介绍：患者女性，78 岁，反复头晕、头痛 5 年，加剧 3 天。

现病史：患者于 5 年前在无明显诱因下出现头晕、头痛，为非视物旋转性，与体位改变相关，活动后加剧，休息可缓解，程度较重。无恶心、呕吐；无咳嗽、咳痰；无胸闷、胸痛；无腹痛、腹泻；无便秘、黑便；无畏冷、发热；无尿频、尿急、尿血；无双下肢水肿等，于当地卫生所测得血压 165/100 mmHg，行口服安内真治疗，症状反复，今为求进一步治疗，遂来我院就诊，门诊以原发性高血压 2 级（高危）、带状疱疹后遗神经痛、睡眠障碍收入住院。

既往史：既往 3 年前有过带状疱疹病史，治疗后长期有腰腹部疼痛，长期口服氨酚双氢可待因片、普瑞巴林胶囊。

查体：双肺呼吸音清，未闻及干湿性啰音。心律齐，心脏未闻及病理性杂音。腹软，无压痛、反跳痛。肝脾肋下未触及，移动性浊音阴性。双瞳孔正大等圆，对光反射灵敏、无眼震；口角无歪斜，伸舌居中，鼓腮无漏气；四肢肌力、肌张力正常；指鼻试验阴性、轮替试验阴性、跟膝胫试验阴性、闭目站立试验阴性、直线行走平稳。生理反射正常存在，病理反射未引出，脑膜刺激征阴性。Dix – Hallpike 试验（ – ）。

辅助检查：心脏彩超提示，心脏结构未见明显异常，三尖瓣反流（少量）、左室舒张功能减低；颈部血管彩超提示，双侧颈动脉粥样硬化斑块（混合性斑块）、双侧椎动脉血流阻力指数略高；血常规提示，白细胞 4.62×10^9/L，红细胞 4.08×10^{12}/L，血红蛋白 139 g/L，血小板 190×10^9/L；生化检查提示，胆固醇 9.93 mmol/L，高密度脂蛋白胆固醇 2.46 mmol/L，低密度脂蛋白胆固醇 6.55 mmol/L。尿常规、凝血四项、腹部彩超、传染病四项、CEA、AFP、胸片、心电图未见异常。

入院诊断：原发性高血压 2 级（高危）、带状疱疹后遗神经痛、睡眠障碍、高胆固醇血症、双侧颈动脉混合性斑块。

治疗：住院期间给予改善循环，营养神经，调控血压。同时建议患者行三氧自体血疗法。根据患者体重及身体情况抽取 100 mL 静脉血注入专用的带有抗凝剂的一次性血袋中，再向血袋注入同等体积的 O_2 和 O_3 混合气体，并匀速晃动血袋 3 ~ 5 min，然后把血液重新回输到患者静脉中。三氧自体血治疗每周 3 次，10 次为 1 个疗程。治疗浓度 20 ~ 40 μg/mL，首次浓度为 20 μg/mL，之后以 5 μg/mL 递增至 40 μg/mL。

治疗效果：5 次治疗后患者带状疱疹后遗神经痛完全缓解，睡眠改善，血压稳定，全身乏力明显改善，头晕、头痛消失。

讨论：带状疱疹相关性疼痛可分为发疹前神经痛、发疹期间神经痛及疱疹后遗神经痛，患者病程 3 年，属疱疹后遗神经痛。本病在老年人发病率约为 50%，其疼痛机制是损伤后周围神经元自发释放递质、降低激活阈值，对外界刺激反应增强，感觉过敏，引起中枢神经对所有传入信号反应增强，从而引起疼痛。三氧自体血疗法对带状疱疹引起的后遗神经痛，具有可靠的疗效，对高血压、睡眠障碍也有可靠的疗效。

（李能文）

案例 12：带状疱疹后遗神经痛

案例介绍：患者女性，75 岁，带状疱疹胸壁疼痛 1 年。

现病史：1 年前患者因左胸肋部较大面积带状疱疹，伴疼痛，在天津市某三甲医院及皮肤科医院住院输液抗病毒，经多种抗炎镇痛药皮肤疱疹基本愈合，疼痛无好转且有所加重，不能卧床，活动受限，后背至前胸肋部呈针刺及刀割样疼痛，诊断为胸段带状疱疹。后累及肋间神经疼来我院治疗。

既往史：高血压史，可控，（140 ~ 150）/90 mmHg。

查体：左侧胸壁触痛明显。

入院诊断：带状疱疹后遗神经痛。

治疗：①给予三氧自体血治疗 10 次，前 3 天每天 1 次，后隔日 1 次。②给予曲安奈德 10 ~ 20 mg，胸椎脊椎旁神经根封闭加三氧注射，沿前胸肋部注射三氧，第 1 次 30 μg/mL 5 mL，第 2～3 次 35 μg/mL 5 mL，隔 5 天行 1 次。

治疗效果：3 次后疼痛缓解，痊愈。

（李兆祥　耿孝敏）

第二节　其他皮肤疾病治疗案例

案例 1：湿疹

案例介绍：患者男性，64 岁，皮肤瘙痒，疼痛 30 余年。

现病史：患者于 30 年前在无明显诱因出现下点状红斑丘疹，逐渐增多，丘疹很快变为水疱，破溃、糜烂、渗出。自觉瘙痒及灼热感。曾就诊于各大医院，诊断为湿疹，口服马来酸氯苯那敏、维生素 C，外用皮炎平软膏，症状有所缓解，过段时间加重，来回反复未见明显好转。曾喝汤药 1 年余，未见明显好转。为进一步治疗就诊于我院疼痛门诊。患者食欲尚可，睡眠欠佳，大小便正常。

既往史：患者平素体健，否认肝炎及结核病史，无外伤手术史，无输血史，无药物过敏史，无遗传及传染病病史。

查体：生命体征各项均正常，发育正常，神志清，查体合作。全身皮肤无黄疸及出血点，全身浅表淋巴结未触及。听诊双肺呼吸音清，无干湿啰音。心音纯，律齐，各瓣膜听诊区未闻及病理性杂音。脊柱生理弯曲，四肢活动自如，关节无红肿，双下肢无水肿。四肢可见粟粒大丘疹、水疱，表面破溃、糜烂、结痂。血常规、尿常规均无异常，肝功肾功检查均无异常。

入院诊断：湿疹。

治疗：根据患者体重及身体情况抽取 100 mL 静脉血注入专用的带有抗凝剂的一次性血袋里，然后向血袋注入医用三氧 100 mL（三氧与血液的体积比为 1∶1），摇匀混合 5 min 后经专用一次性三氧自体血输血器将血液回输至患者体内。前 3 次加入 30 μg/mL 三氧 100 mL，待其适应三氧浓度后，浓度增至 40 μg/mL。每天 1 次，每周 5 次，连续 3 周为 1 个疗程。

治疗效果：治疗 3 次后患者主诉瘙痒症状有所缓解，继续治疗 1 个疗程后患者湿疹明显好转，主诉瘙痒症状明显减轻（图 4-4）。

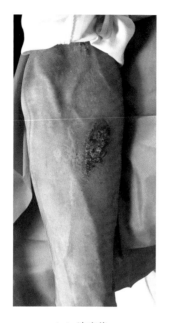 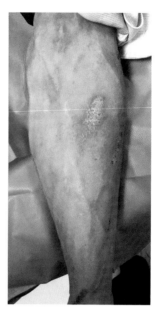

（a）治疗前　　　　　　　　　（b）治疗后

图 4-4　湿疹治疗前后对比

（秦丽欣　田月娇）

案例 2：湿疹

案例介绍：患者女性，58 岁，四肢红斑、丘疹、水疱、渗出、瘙痒 20 余年。

现病史：20 余年前患者在无明显诱因下先后出现四肢出现点状红斑及粟粒大丘疹，逐渐增多，丘疹很快变为水疱、破溃、糜烂、渗出，自觉瘙痒及灼热感。曾经就诊于其他某三甲医院皮肤科，诊断为湿疹，口服氯苯那敏、维生素 C，外用皮炎平软膏，患者皮肤未见明显改善。2014 年曾口服中药汤剂治疗 6 个月，效果不佳。1 年前因皮肤瘙痒破溃难忍，来我院疼痛科就诊。自发病以来，患者精神、饮食、睡眠可，大便干燥，小便正常，体重较前无明显减轻。

既往史：平素体健。

查体：患者一般情况可，四肢点状红斑糜烂有渗出。神志清、查体合作，无恶心、呕吐等不适。

入院诊断：湿疹。

治疗：三氧自体血疗法。根据患者体重及身体情况抽取 100 mL 静脉血注入专用的带有抗凝剂的一次性血袋里，向血袋注入同等体积的 O_2 和 O_3 混合气体，并匀速晃动血袋 3~5 min，然后把血液重新回输到患者静脉中。三氧自体血治疗每周 5 次，15 次为 1 个疗程。治疗浓度为 30~50 μg/mL，首次浓度为 30 μg/mL，之后以 10 μg/mL 递增至 50 μg/mL。

治疗效果：1 个疗程后患者主诉四肢瘙痒及灼热感较之前明显好转，建议按疗程继续治疗。2 个疗程后三氧自体血改为每周 2~3 次，半年后四肢无红斑粟粒大丘疹、皮肤无破损、无瘙痒，部分皮损融合成片轻度肥厚，无渗出液（图 4-5）。

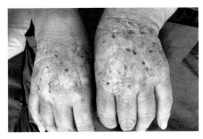 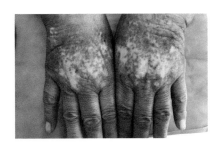

（a）治疗前　　　　　　　　　　　　（b）治疗后

图 4-5　湿疹治疗前后对比

（徐硕）

案例 3：银屑病

案例介绍：患者男性，69 岁，反复皮肤红疹 30 余年，加重 1 周。

现病史：30 余年前出现红疹，开始时集中在腹部，后向全身扩散，主要在下肢及上肢出现，外院诊断为银屑病，口服药物治疗效果一般，后进行中医药治疗，症状时轻时重，并伴有皮肤瘙痒，1 周前上述症状加重，瘙痒严重，影响休息。

既往史：既往体健，无外伤手术史；两年前有左下肢脉管炎病史，现控制尚可。

查体：腹部散在多发红疹，伴局部点片状脱屑。

入院诊断：银屑病。

治疗：三氧自体血疗法。抽取 100 mL 静脉血注入专用带有抗凝剂的一次性血袋里，再向血袋注入同等体积的 O_2 和 O_3 混合气体，并匀速晃动血袋 3~5 min，然后把血液重新回输到患者静脉中。三氧自体血治疗每天 1 次，15 次为 1 个疗程，治疗浓度分别为 20 μg/mL、20 μg/mL、25 μg/mL、25 μg/mL、30 μg/mL、30 μg/mL、35 μg/mL、35 μg/mL、40 μg/mL、40 μg/mL、45 μg/mL、45 μg/mL、45 μg/mL、50 μg/mL、50 μg/mL。

治疗效果：治疗后病损处皮肤突出明显改善，与周围正常皮肤齐平，红肿明显消退，无明显瘙痒（图 4 – 6）。

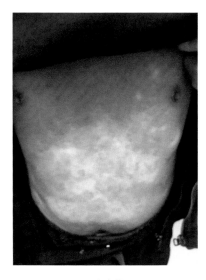

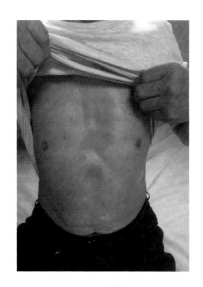

（a）治疗前　　　　　　　　　　　　　　（b）治疗后

图 4 – 6　银屑病治疗前后对比 1

（范后宝）

案例 4：银屑病

案例介绍：患者张某某，男性，37 岁，四肢反复鳞屑斑伴瘙痒 7 年。

查体：四肢可见散在分布板栗大小的红色鳞屑斑、肥厚，表面可见大量干燥性银白色鳞屑。

入院诊断：银屑病。

治疗：三氧自体血治疗。起始三氧浓度为 20 mg/L，每日 1 次，每日加量 5 mg/L 增至 40 mg/L，每日 1 次，共 5 次治疗。

治疗效果：四肢红色鳞屑斑及肥厚明显减轻，表面银白色鳞屑减少（图 4 - 7）。

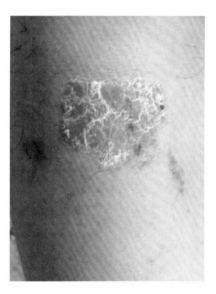 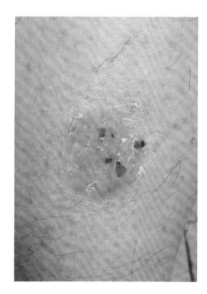

（a）治疗前　　　　　　　　　　　（b）治疗后

图 4 - 7　银屑病治疗前后对比 2

（董礼春）

案例 5：银屑病

案例介绍：患者男性，40 岁，因反复全身皮疹 3 年，再发加重 5 个月入院。

现病史：患者 3 年前在无明显诱因下突然出现躯干皮疹，后扩散至颜面部、头颈部，伴瘙痒，红斑边界清楚，基底浸润明显，可见点状出血。曾至外院就诊，诊断为银屑病，给予口服药物治疗，症状未见明显缓解。为求进一步治疗，来我院疼痛科就诊。

既往史：患者既往体健，否认药物及食物过敏史。

查体：神志清，精神欠佳。头面部可见互相融合的鳞屑性丘疹斑块，有白色鳞屑脱落，皮损突出于皮肤表面。予以胸部正侧位及心电图等常规检查，未见明显异常。

入院诊断：银屑病。

治疗：三氧自体血疗法，浓度 30 μg/mL，每日 1 次，15 次为 1 个疗程。

治疗效果：患者颜面部皮损瘙痒较前明显改善，皮疹区域较前消退（图 4 - 8）。

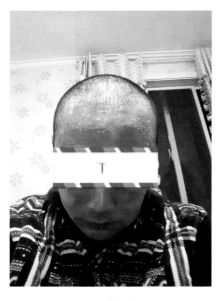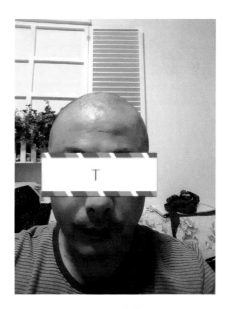

（a）治疗前　　　　　　　　　　　　　（b）治疗后

图 4 - 8　银屑病治疗前后对比 3

（王昌合）

案例6：过敏性皮炎

案例介绍：患者中年女性，反复双侧颜面部发痒10余年，加重1个月。

现病史：10余年前患者在无明显诱因下出现双侧颜面部发痒，发痒部位有红色小皮疹，两侧面颊及眼睑处明显。患者双侧颜面部发痒反复发作10余年，春夏季节症状明显，秋冬季节逐渐好转。曾至徐州市某医院就诊，诊断为过敏性皮炎，给予过敏性药物治疗后症状可减轻。1个月前患者双侧颜面部发痒加重。

既往史：患者过去身体健康状况一般，否认肝炎、结核等传染病史；无糖尿病、冠心病、高血压慢性病病史；无食物及药物过敏史；无手术史及输血史。

查体：两侧面颊及眼睑处色素沉着，局部皮温较高，分散性小皮疹、无破溃、流液。

入院诊断：过敏性皮炎。

治疗：三氧自体血疗法。抽取100 mL静脉血注入专用的带有抗凝剂的一次性血袋里，再向血袋注入同等体积的O_2和O_3混合气体，并匀速晃动血袋3~5 min，然后把血液重新回输到患者静脉中。三氧自体血治疗每天1次，15次为1个疗程，治疗浓度分别为20 μg/mL、20 μg/mL、25 μg/mL、25 μg/mL、30 μg/mL、30 μg/mL、35 μg/mL、35 μg/mL、40 μg/mL、40 μg/mL、45 μg/mL、45 μg/mL、45 μg/mL、50 μg/mL、50 μg/mL。

治疗效果：患者面部红疹消退（图4-9）。

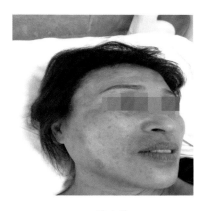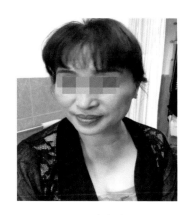

（a）治疗前　　　　　　　　　　　　　（b）治疗后

图4-9　过敏性皮炎治疗前后对比

（范后宝）

案例7：湿疹

案例介绍：患者女性，24岁，主诉双下肢皮疹伴瘙痒半年余，加重半个月。

现病史：患者怀孕3个多月时双下肢出现对称性分布的粟粒样皮疹，伴瘙痒及脱皮，就诊于当地医院，诊断为湿疹，给予复方酮康唑及炉甘石洗剂，未按规律用药。入院前半个月，皮疹逐渐蔓延至全身，伴有瘙痒及脓丘，部分皮疹融合成片，皮损周边液有渗出，表面附有脓痂。曾就诊于兰州某医院，诊断为湿疹，因孕晚期无法用药治疗，建议其分娩后前往专科医院进一步治疗皮肤病。

既往史：无特殊。

查体：双下肢可见散在皮肤发红，局部突出，部分破溃，伴少量渗液。

入院诊断：湿疹。

治疗：妊娠期内皮疹部位敷以生理盐水后套袋，用30 μg/mL O$_3$气体注入套袋内保留20 min，每日1次，连续5次；妊娠期结束以30 μg/mL O$_3$三氧自体血治疗，每日1次，连续5次。

治疗效果：治疗后双下肢及上肢皮疹部位较治疗前明显改善，无渗出，无明显瘙痒（图 4 – 10）。

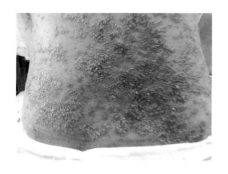 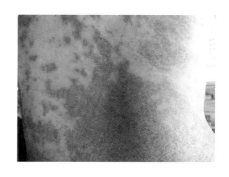

（a）大腿内侧治疗前　　　　　　　　（b）大腿内侧治疗后

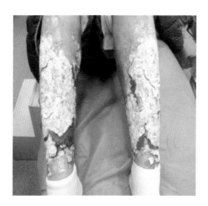 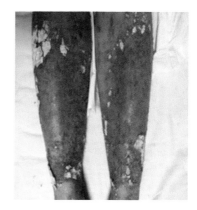

（c）小腿治疗前　　　　　　　　　　（d）小腿治疗后

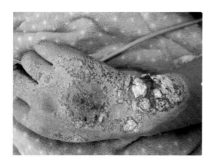 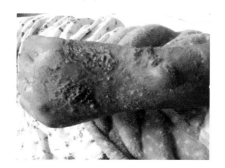

（e）右手治疗前　　　　　　　　　　（f）右手治疗后

图 4 – 10　湿疹治疗前后对比

（李彤）

案例 8：痈

案例介绍：患者男性，32 岁，右侧小腿外侧水疱、渗出、瘙痒、溃烂 1 个月余。

现病史：患者糖尿病 8 年，空腹血糖为 10 mmol/L。2 个月前在无明显诱因下右侧小腿外侧起初为毛囊性的炎症丘疹，后逐渐增大，呈红色的硬性结节，有压痛。皮肤大片浸润性紫红斑，伴有组织坏死和溃疡形成，可见窦道。在某三甲医院外科就诊，诊断为痈。口服抗生素，局部切开引流，清除已化脓组织和尚未成脓但已经失活的组织，然后填塞生理盐水纱条包扎，效果不佳。近 1 个月来溃烂加重。

既往史：糖尿病史 8 年，否认肝炎及结核病史，无外伤及手术史，无输血史，无药物过敏史。

查体：患者一般情况可，有侧小腿外侧破溃有渗出。神志清，查体合作，无恶心、呕吐等不适。行腹部核磁、B 超均无异常。

入院诊断：痈、糖尿病。

治疗：①三氧疗法。根据患者体重及身体情况抽取 100 mL 静脉血注入专用的带有抗凝剂的一次性血袋里，再向血袋注入同等体积的 O_2 和 O_3 混合气体，并匀速晃动血袋 3~5 min，然后把血液重新回输到患者静脉中。三氧自体血治疗每周 5 次，15 次为 1 个疗程，治疗浓度为 30~50 μg/mL。首次浓度为 30 μg/mL，之后以 10 μg/mL 递增至 50 μg/mL。

②三氧水外用法。在专门的盛有二次蒸馏水的玻璃容器内通入三氧，使其浓度达 0.5~7.0 μg/mL。无菌纱布湿敷，每日 2 次，每次 30 min。

治疗效果：1 个疗程后伤口愈合（图 4-11）。

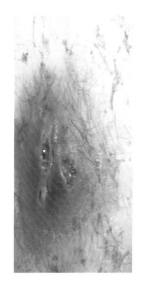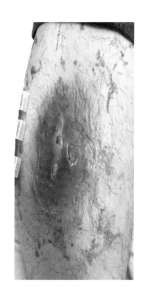

（a）治疗前　　　　　　　　　（b）治疗后

图 4-11　痈治疗前后对比

讨论：糖尿病是一种常见病，由于胰岛素不足或胰岛素作用差（抵抗）而导致血糖增高及其他代谢紊乱。在其致病因素中，遗传因素和环境因素各占 50%，两者长期共同作用。同时血糖紊乱导致机体免疫力降低，更加促进了感染的发生且感染难以控制。感染创面需氧量和营养物质需求量增加，促使周围正常组织的供氧和营养物质减少，从而促进感染向周围正常组织蔓延，加重伤口感染。

三氧疗法治疗痈作用原理如下。

（1）消毒杀菌。利用它的氧化性及可以在较短时间内破坏细菌、病毒和其他微生物的生物结构，使细菌、病毒和其他微生物失去生存能力。

（2）改善微循环及血液流变学，增加组织供氧。血液在体外经三氧处理后回输，使细胞膜的可塑性和通透性均增强。此外，随着膜表面的负电荷增加，红细胞沉降率也随之降低，纤维蛋白原含量减少，血浆黏稠度降低。改善局部的缺氧环境，使局部细胞含氧量增高，从而加速创面的愈合。

（3）免疫激活和免疫调节。Bocci 等证实三氧可以诱导血液中干扰素、白细胞介素转化生长因子和粒细胞–巨噬细胞集落刺激因子（GM – CSF）的产生，增强机体免疫力。同时三氧还能诱导人体产生细胞杀伤性 T 淋巴细胞及自然杀伤细胞，利用人体自身的免疫机能来攻击细菌、病毒。

（4）促进再生作用。三氧能激活氧化酶和自由基清除系统，加强局部组织的新陈代谢，促使毛细血管再生，有利于肉芽组织和上皮细胞生长，促进组织修复，加速创面愈合。

参考文献

［1］ ADRIANA S，GREGORIO M S，FADI S. et al. Madrid declaration of ozone therapy
［M］. 2nd ed. Spain：Grafox Imprenta，2015.

（徐硕）

第五章　三氧在下肢缺血性疾病治疗的案例

案例 1：血管闭塞性脉管炎

案例介绍：患者男性，52 岁，双下肢肿胀、疼痛 2 年，加重 1 周。

现病史：患者 2 年前在无明显诱因下出现双下肢肿胀、疼痛，晨起下床行走时疼痛明显，活动后可逐渐减轻。2 年间患者双下肢肿胀、疼痛反复发作，患者曾至徐州某院就诊，诊断为双下肢血栓性静脉炎、双下肢静脉曲张，给予活血化瘀治疗后效果良好。1 周前劳累后患者双下肢肿胀、疼痛加重，休息后无好转。

既往史：患者有变异型心绞痛病史 2 年，否认肝炎、结核等传染病史；否认糖尿病病史；否认食物及药物过敏史；否认手术史及输血史。

查体：双侧小腿及双足肿胀，皮温高，双足肤色较深，胫前按压轻度凹陷性水肿，双侧足背动脉弱。右足内侧可见一 2 cm×2 cm 大小皮肤破溃区域及少量脓性渗液。双下肢感觉、肌力正常。双下肢膝腱反射及跟腱反射正常。行双下肢血管彩超检查提示，左侧胫后动脉、右侧胫前动脉及足背动脉管径偏细，双侧腘动脉及以下动脉多发点状斑块形成，双侧髂外静脉、股静脉瓣膜功能不全，左侧大隐静脉曲张；冠脉 CTA 检查提示，前降支中段节段性肌桥形成；24 h 动态心电图提示，最小心率 59 次/min，最大心率 128 次/min，平均心率 84 次/min，偶发式上性早搏全天共 7 次，间歇性右束支传导阻滞，24 h ST－T 无明显动态改变。

入院诊断：血管闭塞性脉管炎变异型心绞痛。

治疗：三氧自体血疗法。抽取 100 mL 静脉血注入专用带有抗凝剂的一次性血袋里，再向血袋注入同等体积的 O_2 和 O_3 混合气体，并匀速晃动血袋 3~5 min，然后把血液重新回输到患者静脉中。三氧自体血治疗每天 1 次，15 次为 1 个疗程，治疗浓度分别为 20 μg/mL、20 μg/mL、25 μg/mL、25 μg/mL、30 μg/mL、30 μg/mL、35 μg/mL、35 μg/mL、40 μg/mL、40 μg/mL、45 μg/mL、45 μg/mL、45 μg/mL、50 μg/mL、50 μg/mL。

治疗效果：治疗后下肢静脉曲张明显改善，如图 5-1 所示。

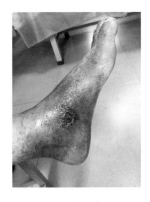 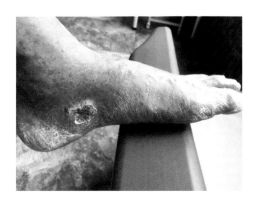

（a）治疗前　　　　　　　　　　　（b）治疗后

图 5-1　血管闭塞性脉管炎治疗前后对比

（范后宝）

案例 2：血栓闭塞性脉管炎

案例介绍：患者女性，87 岁，左脚趾关节肿痛 2 年，加重 5 个月。

现病史：患者左脚第三趾末端皮肤呈黑色坏疽，跖趾关节周围组织红肿热痛，起居、活动受限，不能行走，寝食难安，疼痛难忍。2018 年 5 月 2 日患者在大同市某医院进行单侧下肢动、静脉血管彩超检查，超声提示，左下肢动脉硬化、左下肢足背动脉狭窄，硬化斑形成、左下肢静脉未见异常，故诊断为血栓闭塞性脉管炎。5 月 5 日来我院就诊，家人陪同，用轮椅推入病房。

既往史：否认糖尿病、高血压、冠心病慢性病病史；否认肝炎、结核等传染性疾病病史；否认其他重大外伤及输血史；预防接种史不详。

查体：下肢动静脉血管彩超检查提示，左下肢动脉硬化，左下肢足背动脉狭窄，硬化斑形成，左下肢静脉未见异常。

入院诊断：血栓闭塞性脉管炎。

治疗：①三氧套袋疗法。先用 80 μg/mL 的三氧水清洗足部患趾，后用密闭袋将患者足部包裹，同时给予 50 μg/mL 的三氧，治疗 20 min，每天静脉滴注 1 次 10 μg 前列地尔、10 mL 丹参川芎嗪，共注射 7 天，40 mg 口服氯芬待因，每天 3 次，共服 3 天，当疼痛缓解后，逐渐减少用药次数。

②中医治疗。足部穴位艾灸（穴位有太溪、解溪、水泉、漏谷、筑宾、天枢、气海、条口等），10 天为 1 个疗程。

治疗效果：治疗 10 天后患者主诉脚趾关节疼痛较前明显好转，夜间睡眠好，足部血液循环有所改善，红肿症状明显消失，建议按疗程继续治疗。第 2 个疗程治疗即治疗 12 天后患者脚趾的黑痂掉落，患者疼痛症状明显减轻，建议按疗程继续治疗（图 5 - 2）。

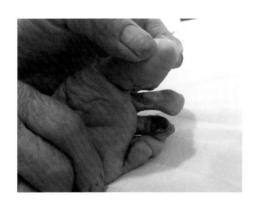 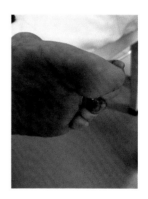

（a）治疗前　　　　　　　　　　　　（b）治疗后

图 5 - 2　血栓闭塞性脉管炎治疗前后对比

（张民民）

讨论：血栓闭塞性脉管炎（thrombosis angiitis obliterans，TAO）是一种有别于动脉硬化、节段分布的血管炎症，病变主要累及四肢远端的中、小动静脉，病理上主要表现为特征性的炎症细胞浸润性血栓，而较少有血管壁的受累。

三氧疗法治疗血栓闭塞性脉管炎作用原理如下。

（1）三氧能提高红细胞谷胱甘肽过氧化酶和葡萄糖 –6– 磷酸脱氢酶的活性，增强脂质过氧化反应，三氧能刺激脑啡肽等物质的释放，有类似化学针灸的作用，三氧还能灭活体内多种致病物质，因此三氧具有止疼、镇痛的功能。

（2）医用三氧接触体液可产生过氧化氢。三氧和过氧化氢是两种氧化剂，一旦进入体内，就会杀死细菌、病毒和寄生虫等病原体或体内病变的细胞，并将其清除，三氧具有抗炎、抗感染功能，三氧还是不会产生耐药性的广谱天然抗生素。

（3）应用三氧自体血疗法和机体暴露于三氧疗法或者更复杂的抗 O_2–O_3 体外血液循环疗法，可能会增强免疫抑制作用，使白细胞介素 –10、白细胞介素 –11、转化生长因子 β 增加，并且有可能使白细胞介素 –1受体的拮抗剂（白细胞介素 –1Ra）增加。

（4）抑制各种致炎性酶、金属蛋白酶等的释放，同时可以进行性地降低血浆中血小板激活因子、白细胞三烯 B4、前列腺素 E2、血栓素 A2 和异前列烷的水平，从而逆转慢性炎症。

参考文献

[1] VELIO B. 臭氧治疗学［M］. 李庆祥，王燕申，译. 北京：北京大学医学出版社，2006.

[2] ADRIANA S, GREGORIO M S, FADIS, et al. Madrid declaration of ozone therapy［M］. 2nd ed. Spain：Grafox Imprenta, 2015.

（张民民）

案例 3：下肢静脉曲张、下肢静脉炎

案例介绍：患者男性，63 岁，双下肢皮肤硬化伴溃疡 25 年。

现病史：患者于 1990 年行左侧大隐静脉剥脱术，术后左腿皮肤开始变暗，逐步发展硬化，先后在多家医院治疗，均无明显效果；7年后左腿皮肤硬化加重，皮肤颜色加深，且伴有明显的真菌生长，并蔓延至整个足部，右侧下肢也出现不同程度的皮肤硬化，遂到多家医院就诊，并行理疗涂药治疗，无明显好转。后在家自行处理，因处理不慎至双足出现不同程度溃疡，且左脚溃疡明显，为求进一步治疗到医院处理，经处理后右足伤口愈合，左足未见明显好转，且溃疡处伴有感染，并开始流淡黄色液体，病情严重影响日常生活，为进一步治疗来我院就诊。

既往史：患者平素身体健康状况一般，否认高血压、糖尿病、冠心病；否认伤寒、结核、肝炎等传染病病史；行过大隐静脉剥脱术。否认输血、外伤史，否认药物、已知食物过敏史；否认近期服用过阿司匹林。

查体：双下肢皮肤见明显真菌样感染，皮肤颜色深黑，双足均有两处溃疡，左足溃疡深度约5 mm、直径1 cm，右足溃疡深度约2 mm、直径1 cm，溃疡处均流出淡黄色液体，双下肢皮肤触及质硬，触感消失，双下肢深感觉正常、浅感觉明显减弱，左侧为重。上肢肌力及肌张力正常，左下肢肌力减弱，共济运动正常。

入院诊断：下肢静脉曲张伴溃疡、下肢静脉炎。

治疗：行30 μg/mL三氧自体血治疗，每日1次，10次为1个疗程，共计3个疗程，联合26 μg/mL的三氧溶液湿敷治疗。

治疗效果：溃疡深度明显变浅，且周围感染灶消失，溃疡面减小，双下肢皮肤由质硬转变为质软，真菌明显减少，皮肤颜色明显由深黑色转为红褐色，浅感觉有恢复。

（李彤）

案例4：糖尿病足

案例介绍：患者男性，81岁，左足趾间溃烂半年。

现病史：患者半年前剪脚趾甲时不慎剪破左足第4趾内侧，无流血，各趾活动正常，未予重视，未进行消毒包扎处理。1周后左足第4趾内侧破溃处未愈合，出现流水、流脓，患者至徐州市医院就诊，给予清创、换药处理。半年间患者左足破溃处经久不愈，逐渐出现窦道，窦道流液，有腐臭味。

既往史：患者过去身体健康状况一般，有糖尿病病史 15 年，前列腺增生病史 5 年。否认肝炎、结核等传染病史；否认冠心病、高血压慢性病病史；无食物及药物过敏史；无手术史及输血史。

查体：双足皮温低，足背动脉弱，双足各趾感觉减退，双足各趾活动正常，左足第四趾内侧见一 0.5 cm×0.5 cm 窦道，有脓性分泌物，局部红肿，探查有较大空腔。

辅助检查：检查肾功能提示，尿素 10.30 mmol/L↑，肌酐 92.40 μmol/L↑，β2 - 微球蛋白 3.15 mg/L↑；葡萄糖 7.35 mmol/L↑，糖化血红蛋白 7.90%↑；血沉（ESR）提示，红细胞沉降率 43.00 mm/h↑，其余抽血检查未见明显异常；尿液分析提示尿蛋白（＋）；心电图检查示，ST - T 改变；胸部正侧位检查未见明显异常，双侧颈动脉硬化伴斑块形成，右侧颈总动脉硬斑形成；心脏彩超检查提示，左房增大、主动脉退变伴少量反流、三尖瓣少量反流、二尖瓣少量反流、左室舒张功能降低；腹部彩超检查提示：脂肪肝、胆囊壁毛糙；泌尿系统彩超未见明显异常；前列腺增生检查提示，前列腺增生；左足 MRI 检查提示，左足第 4 趾周围水肿。

入院诊断：糖尿病足、2 型糖尿病。

治疗：①三氧套袋治疗。每天 1 次，每次 20 min，共 15 次，隔天进行三氧水冲洗。

②三氧自体血疗法。抽取 100 mL 静脉血注入专用的带有抗凝剂的一次性血袋里，再向血袋注入同等体积的 O_2 和 O_3 混合气体，并匀速晃动血袋 3～5 min，然后把血液重新回输到患者静脉中。三氧自体血治疗每天 1 次，15 次为 1 个疗程，治疗浓度分别为 20 μg/mL、20 μg/mL、25 μg/mL、25 μg/mL、30 μg/mL、30 μg/mL、35 μg/mL、35 μg/mL、40 μg/mL、40 μg/mL、45 μg/mL、45 μg/mL、45 μg/mL、50 μg/mL、50 μg/mL。

治疗效果：治疗前左足第 4 趾外侧皮肤破溃伴窦道形成；治疗后左足第 4 趾外侧皮肤窦道变浅，皮肤表面干燥结痂（图 5 - 3）。

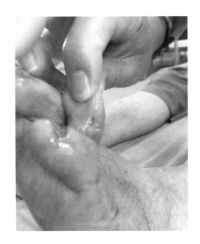

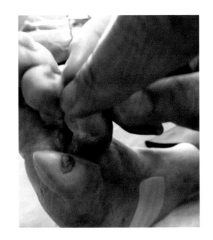

（a）治疗前   （b）治疗后

图 5 - 3　糖尿病足治疗前后对比

讨论：三氧治疗糖尿病足原理如下。

（1）免疫失调是糖尿病患者产生动脉痉挛和动脉粥样硬化的重要因素，医用三氧可以刺激机体产生 IL - 10 和 TGF - β1，从而调整患者的自身免疫状态，减少患者的动脉痉挛或动脉粥样硬化的产生。

（2）糖尿病足产生的主要原因是患者的胰岛素相对或是绝对分泌不足，导致患者的高血糖和组织利用糖不足的假性低血糖。医用三氧具有和胰岛素同样的作用，可以加速体内糖代谢，促进糖转化，降低患者的血糖浓度，同时可以避免患者的脂肪燃烧。

（3）糖尿病足溃疡的产生和患者的动脉痉挛和动脉栓塞有着重要的关系，医用三氧还可以改变血液中血小板的聚合方式，在有血栓的地方生成过氧化物以改变血栓的发展，并能增加血管弹性。

（4）糖尿病患者的假性低氧血症，使患者的血管通透性增加，体液外渗，造成患者的局部愈合不良或引发感染。医用三氧具有调节血管通透性、促进创口愈合、减少感染发生率的作用。

（5）糖尿病患者皮肤破溃难以愈合的重要原因是患者的机体抵抗力降

低，局部伤口感染，医用三氧局部应用具有强杀菌能力，可以清洁创口；全身应用可以降低患者的血糖浓度，提高免疫能力，减少局部感染发生的概率。

参考文献

［1］段芙红，姜建威．医用臭氧气浴治疗糖尿病足的作用机制探讨［J］．中国误诊学杂志，2010，10（28）：6909．

［2］万丽梅，刘革利，杨兴月，等．臭氧治疗糖尿病足60例临床报道［J］．中外健康文摘，2010，7（32）：114－117．

（范后宝）

案例5：糖尿病足、脑梗死

案例介绍：患者男性，81岁，因右足破溃疼痛难忍入院。入院前右足破溃。

既往史：2型糖尿病病史10年，冠心病病史5年，脑梗死病史5年，高血压病史1年。

查体：T 36.8 ℃，P 75 次/min，R 18 次/min，BP 160/80 mmHg。神志清，精神差。被动卧位，查体合作。心肺听诊未见异常，腹部（－）。右足外侧约3 cm×3 cm大小的溃疡，右足掌侧约3 cm×2 cm大小的溃疡。四肢肌力4级，肌张力正常。双下肢浅感觉减退。生理反射正常存在，病理反射未引出。

辅助检查：空腹血糖9.66 mmol/L，总胆固醇6.56 mmol/L，三酰甘油1.21 mmol/L，低密度脂蛋白胆固醇4.78 mmol/L，糖化血红蛋白10%；肝功能肾功能、电解质、凝血分析等未见异常。双下肢动静脉彩超：双侧股总动脉、股深动脉、股浅动脉、腘动脉内膜增厚，欠光滑，左侧较厚处约0.23 cm，右侧较厚处约0.32 cm，沿管壁可见多数强回声斑块；双侧足背动脉内膜欠光滑，沿管壁见多数强回声光点。左侧足背动脉内径约0.20 cm，ν_{max} 20.5 cm/s，右侧足背动脉内径约0.14 cm、ν_{max} 19.5 cm/s。

双下肢股静脉、大隐静脉、腘静脉内径正常，血管可被压缩，内膜光滑，血流通畅，乏氏试验未探及明显反流信号。

入院诊断：脑动脉供血不足、2 型糖尿病（糖尿病足、糖尿病周围血管病变、糖尿病周围神经病变）、脑梗死、冠状动脉粥样硬化性心脏病、高血压（2 级，高危）。

治疗：入院后给予增加脑供血、改善微循环、抗感染、抗血小板凝集、调节血脂等治疗。并在内分泌科行指导控制血糖、普外科行右足坏死组织切除清创术。患者及其家人拒绝接受进一步外科治疗，继续行内科三氧自体血疗法、外科换药等治疗。

治疗效果：患者病情逐步改善，右足溃破处新生组织生成，并结痂、愈合。住院 45 天后再次复查双下肢动静脉彩超：双侧股总动脉、股深动脉、股浅动脉、股浅动脉、腘动脉内膜增厚欠光滑，左侧较厚处约 0.10 cm，右侧较厚处约 0.17 cm，附壁可见多数强回声斑块。双侧足背动脉内膜欠光滑，沿管壁见多数强回声光点。左侧足背动脉内径约 0.27 cm、ν_{max} 25.7 cm/s，右侧足背动脉内径约 0.22 cm、ν_{max} 33.6 cm/s。双下肢股静脉、大隐静脉、腘静脉内径正常，血管可被压缩，内膜光滑，血流通畅，乏氏试验未探及明显反流信号。

（辛衍代）

案例 6：糖尿病足、2 型糖尿病

案例介绍：患者纪某某，男性，65 岁，因右足第 4 足趾破溃 3 个月，加重伴疼痛 1 周入院。

现病史：患者于 3 个月前在无明显诱因下发现右足第 4 足趾外侧出现破溃，伴明显疼痛，第 1 足趾甲松动，内化脓，自行换药（成分不详），未予注意。因创面逐渐扩大，就诊我院门诊，明确诊断为糖尿病足，并收住院予以改善循环、营养神经、局部换药治疗，好转后出院。近 1 周足部疼痛加重，夜间显著，门诊以糖尿病足收入院。病程中间歇性跛行，夜间下肢静息痛；视物模糊、手足麻木；无发热，无胸闷、气短；无咳嗽、咳痰；无心前区疼痛；无反酸、嗳气；无明显腹泻与便秘交替现象。饮食、睡眠、大小便尚可。

既往史：2 型糖尿病 5 年，餐前皮下注射诺和灵 30 R，早 20 U，晚 16 U，自述血糖控制平稳；糖尿病性周围血管病变、糖尿病双下肢动脉闭塞症、糖尿病周围神经病变、糖尿病足 3 个月；甲状腺结节、肺气肿、支气管扩张、脂肪肝、前列腺增生病史 3 个月；高血压病史 40 年，血压最高达 230/80 mmHg，口服缬沙坦降压；2 年前确诊双下肢动脉闭塞症，左侧下肢动脉支架置入术后，后因支架内堵塞，于某院行左下肢截肢术后；否认冠心病、脑血管疾病；否认肝炎病、结核病病史；否认药物、食物过敏史。

查体：BP 166/68 mmHg，双肺叩清音，未闻及干湿啰音，心率 85 次/min，律齐，心音正常，无杂音，腹平软，无压痛、反跳痛及肌紧张，左下肢缺如，右下肢无水肿，右足皮肤干燥，皮温低，右足第 4 足趾外侧有 1 cm×1 cm 的破溃面、可见结痂，足背动脉搏动未触及。

辅助检查：空腹血糖 6.49 mmol/L。四肢多普勒血流图提示，右腿 ABI 指数为 0.33，提示患者右侧肢体有重度的动脉闭塞性供血不足，左下肢截肢；双足感觉阈值测定提示，右足浅感觉减弱，深感觉严重障碍，发生神经性溃疡风险为高风险，跟腱反射缺失，踝反射消失；甲状腺彩超提示，甲状腺左叶结节（TI‒RADS 3）。肺 CT 提示，左肺上叶间隔旁型肺气肿，右肺中叶含气不全，双肺间质改变，双肺多发慢性索条，双侧胸膜增厚；颈动脉彩超提示，颈部动脉内中膜增厚，形成多发斑块，左侧颈内动脉起始部管腔狭窄（中度）。心脏彩超提示，左房增大，室间隔基底部略增厚，二尖瓣退行性变，二尖瓣少量反流；泌尿系彩超提示，前列腺增生；腹部彩超脂肪肝、胆囊壁不光滑。

入院诊断：2 型糖尿病、糖尿病性周围血管病变、糖尿病双下肢动脉闭塞症、糖尿病周围神经病变、糖尿病足（wagner 2 级）、高血压 3 级

（很高危）、甲状腺结节、肺气肿、脂肪肝、前列腺增生。

治疗：免疫三氧回输治疗配合药物对症治疗。

治疗效果：足部疼痛减轻，右足第 4 趾干性坏疽局限，周围组织明显皮肤颜色好转（图 5 - 4）。

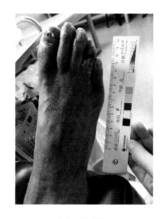 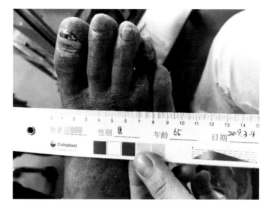

（a）治疗前　　　　　　　　　　　　　　（b）治疗 14 天后

图 5 - 4　糖尿病足治疗前后对比 1

（李可心）

案例 7：糖尿病足、2 型糖尿病

案例介绍：患者彭某某，男性，81 岁，因左足足跟破溃 20 天入院。

现病史：患者于 20 天前在无明显诱因下发现足跟破溃，渗出少量血液，伴轻度疼痛，继而结痂，未予特殊处置，伤口未愈合并出现红肿，无发热，就诊我院门诊，明确诊断为糖尿病足，并收入院。病程中视物模糊、四肢麻木，无胸闷、气短。无咳嗽、咳痰；无夜间阵发性呼吸困难；无夜间静息痛；无间歇性跛行；无明显腹泻与便秘交替现象；饮食、睡眠、大小便尚可。

既往史：高血压病史 10 年，血压最高可达 170/? mmHg，现口服拜新同 30 mg、安博维 150 mg，每日 1 次，自述血压控制尚可。糖尿病病史 10 年，目前皮下注射诺和灵 30 R，早 28 U、晚 24 U 控制血糖，未控制饮食及运动，自述血糖控制不佳，未系统监测血糖。冠心病、房颤10余年。右腓骨骨裂6~7年，拄拐行走；左手大鱼际萎缩5年；双下肢静脉曲张20余年；否认结核、肝炎等传染病病史；有青霉素、头孢类药物过敏史；否认重大手术及外伤史。

查体：BP 157/101 mmHg，腹型肥胖，双肺叩清音，未闻及干湿啰音，心率80次/min，第一心音强弱不等，节律绝对不整；腹平软，无压痛、反跳痛及肌紧张；双下肢无水肿，双足皮肤干燥，左足足跟可见不规则破溃创面，伴少量脓液渗出，双足皮温显著降低，足背动脉搏动减弱。

辅助检查：门诊四肢多普勒血流图提示，左侧 ABI 0.28，右侧 ABI 0.42，下肢动脉闭塞；双足感觉阈值测定提示，双足深浅感觉严重障碍，发生神经性溃疡为高风险，跟腱反射缺失，踝反射消失；心脏彩超提示，左房增大，左室壁增厚，主动脉瓣退行性变，主动脉瓣少量反流，二尖瓣、三尖瓣少量反流；甲状腺彩超提示，甲状腺右叶结节（TI - RADS 3）；颈动脉彩超提示，颈部动脉内中膜略增厚，多发斑块形成；肺 CT 提示，双肺上叶前段胸膜下高密度影，考虑炎性病变，建议复查；腹部彩超提示，胆囊壁不光滑；双下肢动脉彩超提示，双下肢动脉硬化闭塞症，右侧股浅动脉中下段及左侧股浅动脉闭塞，双侧胫前动脉闭塞，双侧腘动脉重度狭窄；泌尿系彩超提示，前列腺增生；急检尿常规分析提示，葡萄糖（+）、蛋白质（+++）；ACR 284.591 ↑、尿肌酐 13710.114 μmol/L↑、尿白蛋白 440.879 mg/L↑，血脂、肝功能提示，白蛋白38.20 g/L↓、总胆固醇 5.93 mmol/L↑、甘油三酯 2.61 mmol/L↑、高敏 C - 反应蛋白 3.98 mg/L↑、载脂蛋白 β 1.25 g/L↑，降钙素原检测（定量），降钙素原 62.0 ng/L↑；糖化血红蛋白 10.0 %↑。

入院诊断：2 型糖尿病、糖尿病肾病、糖尿病性周围血管病变、糖尿病双下肢动脉闭塞症、糖尿病周围神经病变、糖尿病足（wagner 2 级）、高血压 2 级（高危）、心律失常 - 心房纤颤、甲状腺结节、前列腺增生、血脂异常。

治疗：三氧自体血治疗法配合药物对症治疗。

治疗效果：治疗后足部溃疡缩小，创面好转（图5-5）。

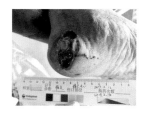
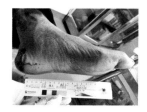
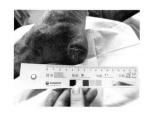

(a) 治疗前   (b) 治疗14天后1   (c) 治疗14天后2

图5-5 糖尿病足治疗前后对比2

(李可心)

案例8：2型糖尿病、糖尿病足、糖尿病双下肢动脉闭塞症

案例介绍：患者李某某，男性，78岁，主诉2型糖尿病病史7年，左足第2、第3、第5趾皮肤破溃1周。

现病史：患者7年前于某医院查血糖17 mmol/L，明确诊断为2型糖尿病，给予口服诺和龙治疗，未控制饮食，未检测血糖情况。2015年因糖尿病足于吉林大学某医院行右足切术，出院后皮下注射胰岛素（诺和灵30R，早30 IU，晚25 IU）治疗，其后未控制饮食和适当运动，未检测血糖。1周前无明显诱因出现左足第2、第3、第5趾皮肤水泡、破溃，出现红、肿、热，伴有明显疼痛，未给予特殊治疗，左足病情逐渐加重。今日为求系统诊治就诊我院，门诊以糖尿病足收入院。患者病程中无双下肢麻木，无明显视物模糊，无明显腹泻与便秘交替现象。饮食、大小便尚可，睡眠欠佳。

既往史：2015年因糖尿病足于吉林大学某院行右足切术。否认高血压、冠心病病史；否认肝炎、结核病史；否认食物、药物过敏史；否认吸烟史及饮酒史。

查体：血压127/84 mmHg，双肺叩清音，未闻及干湿啰音；心率74次/min，律齐，心音正常，无杂音；腹平软，无压痛；反跳痛及肌紧张，下肢无水肿；左足第2、第3、第5趾皮肤破溃，左足红、肿、热，动脉搏动未扪及。

辅助检查：传染病综合抗体，表面抗体 518.100 mIU/mL↑，E 抗体 107.4 index/mL↑，核心抗体 357.6 index/mL↑；降钙素原检测（定量），降钙素原 453.0 ng/L↑；血生化检测，白蛋白 38.80 g/L↓，碱性磷酸酶 35.00 IU/L↓，肌酐 56.00 μmol/L↓，总胆固醇 7.32 mmol/L↑，甘油三酯 1.83 mmol/L↑，高敏 C 反应蛋白 4.70 mg/L↑，载脂蛋白 B 1.44 G/L↑，葡萄糖 10.97 mmol/L↑，果糖胺 344.9 μmol/L↑，动脉粥样硬化指数 5.72 ↑，糖化血红蛋白，糖化血红蛋白 8.5 %↑；血细胞分析（五分类）；平均血小板体积 8.90 fL↓；尿常规分析，葡萄糖（＋＋＋），蛋白质（＋）、尿比重≥1.030、未分类结晶 43 /UL↑；餐后 1 h 血糖 11.90 mmol/L，餐后 2 h 血糖 13.55 mmol/L，其余血液检查结果无明显异常；肺 CT 诊断提示，右肺中叶及左肺舌段少许索条、右肺下叶可疑结节影，建议复查、冠状动脉多发钙化、甲状腺右叶钙化灶、胆囊多发结石；腹部超声提示，轻度脂肪肝、胆囊多发结石；心脏超声提示，主动脉瓣少量反流；颈动脉超声提示，颈部动脉内中膜增厚，多发斑块形成；双下肢动脉超声提示，双下肢动脉硬化，多发斑块形成，左侧股浅动脉闭塞、左侧胫后动脉、腓动脉、胫前动脉及足背动脉闭塞；足动脉检查提示，右腿 ABI 0.07，左腿 ABI 0.04，双下肢动脉闭塞。足部感觉神经检查，对患者进行足部触压觉（10 g 尼龙丝），温觉等检查，患者浅感觉消失。患者双足大脚趾前端（趾腹中心距前端趾甲 2.5 cm）进行震动感觉阈进值（VPT）＜ 15 V，患者深感觉消失，发生神经性溃疡为高风险。患者行踝部腱反射检查，患者踝反射消失。双下肢 CTA 诊断意见，腹主动脉、双侧髂总动脉、双侧髂内外动脉管壁多发混合斑块形成、左侧股动脉中上段、右侧腘动脉闭塞、左侧胫前动脉、胫后动脉、腓动脉多发节段性闭塞、双侧足底及足背动脉未见显示，请结合临床。

临床诊断：糖尿病足（wagner 1 级　TEXAS 2 级 C 期）、2 型糖尿病、糖尿病双下肢动脉闭塞症、糖尿病性周围血管病变、糖尿病周围神经病变、高脂血症、脂肪肝、胆囊结石。

治疗：给予低盐低脂糖尿病饮食、降糖、改善循环、营养神经、抗氧化应激、消炎、足部换药、对症治疗。同时给予三氧自体血疗法对症治疗。

治疗效果：患者自感全身效果改善明显，下肢疼痛明显好转，足部皮温升高，颜色逐渐红润，创面好转，结痂（图5–6）。

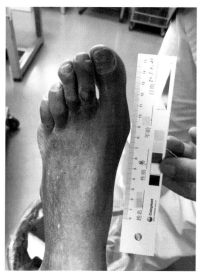

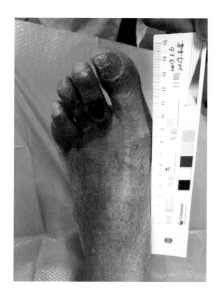

（a）治疗前 　　　　　　　　　　　　（b）治疗后

图5–6　糖尿糖足治疗前后对比3

案例9：溃疡足

案例介绍：患者丁某某，男性，63岁，双小腿、双足感觉异常。

查体：见两侧小腿及足皮肤色素广泛沉着，广泛碎屑样死皮脱落（图5–7至图5–9），右足外侧见一直径约2 cm大小的溃疡伤口（图5–10），右足背水肿。两小腿及足皮温低，足背动脉搏动减弱。双足及双小腿触觉及痛温觉减弱，神经病理征未引出。患者神志清，面容黧黑。

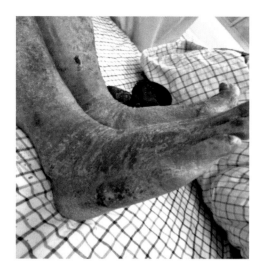

图 5 - 7　皮肤色素广泛沉着

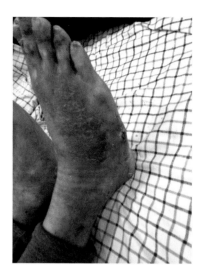

图 5 - 8　广泛屑样死皮脱落脚脊

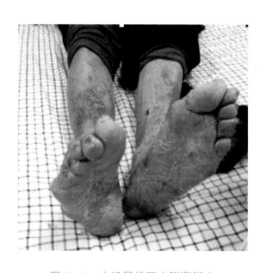

图 5 - 9　广泛屑样死皮脱落脚心

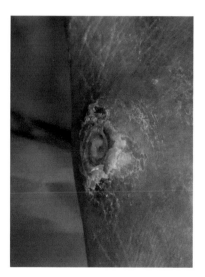

图 5 - 10　溃疡伤口

既往史：患者有吸烟史，每天 2 包，又因患者未监测过血糖，首先考虑为糖尿病足，后测静脉血糖及糖化血红蛋白，均未提示糖尿病，故考虑为吸烟引起末梢血管病变引起的症状。

入院诊断：足部溃疡。

治疗：①三氧自体血治疗。三氧浓度由 20 μg/mL 逐渐增至

30 μg/mL，与血液体积比为1∶1。

②三氧水冲洗套袋治疗。在小腿及足部做三氧水冲洗治疗，冲洗后予三氧水湿纱布覆盖，创面处多层湿纱布覆盖，并外套保鲜膜，防止三氧挥发，使三氧持续发挥作用（图5-11）。

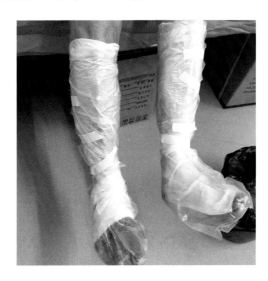

图5-11　三氧水冲洗治疗中

治疗效果：经3次三氧自体血+三氧水冲洗套袋治疗后，患者右足部溃疡及双小腿皮肤症状有所改善，与图5-10相比创面开始愈合（图5-12），右足水肿开始减轻，死皮开始脱落（图5-13）。患者面色稍见红润，精神佳。

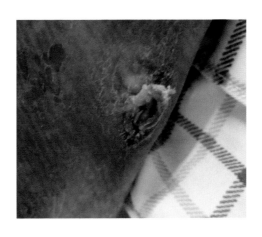

图5-12　创面开始愈合

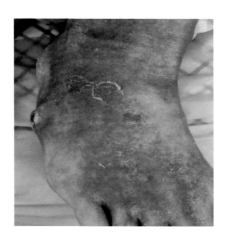

图 5 – 13　死皮开始脱落

　　经 5 次三氧自体血＋三氧水冲洗套袋治疗后，患者右足部溃疡及双小腿皮肤症状明显改善，创面进一步愈合，右足水肿几乎消失，死皮脱落，皮温开始回升，双小腿及足部痛温觉及触觉也开始恢复（图 5 – 14）。患者面色见红润，精神佳。

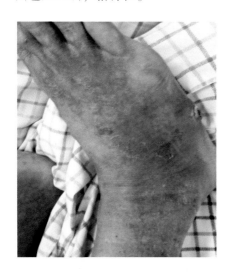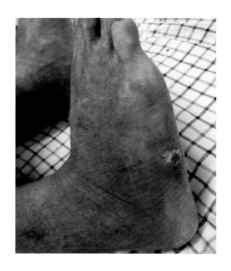

图 5 – 14　5 次自体血＋三氧水冲洗套袋治疗后右足恢复情况

　　经 10 次三氧自体血＋三氧水冲洗套袋治疗后，患者右足部溃疡及双小腿皮肤症状明显改善，创面几乎完全愈合，右足水肿消失，死皮完全脱落，皮肤颜色渐渐恢复，皮温回升，双小腿及足部痛温觉及触觉较前有明显改善（图 5 – 15）。患者面色红润，精神佳。

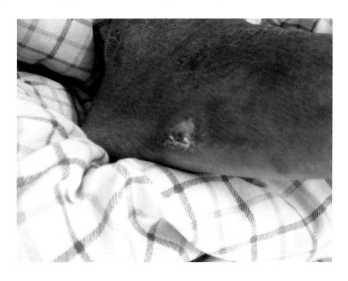

图 5 – 15　经 10 次三氧自体血＋三氧水冲洗套袋治疗后效果

经 15 次三氧自体血＋三氧水冲洗套袋治疗后，与图 5 – 10 相比创面完全愈合（图 5 – 16），右足水肿消失（图 5 – 17），死皮与图 5 – 9 相比完全脱落（图 5 – 17），皮肤颜色恢复正常，皮温正常，双小腿及足部痛温觉及触觉恢复正常。患者面色红润，精神佳。

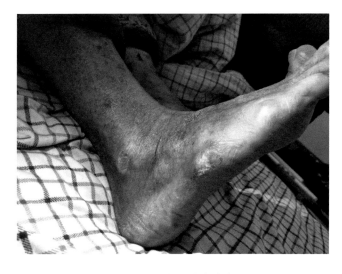

图 5 – 16　创面完全愈合

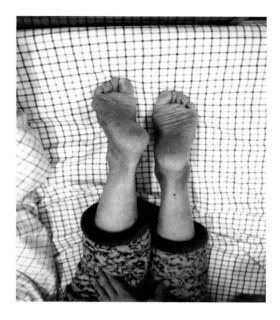

图 5 – 17   水肿消失、死皮完全脱落

此例患者的治疗验证了三氧疗法能改善患者末梢循环障碍，且效果非常明显。

（王家松）

案例 10：多种疾病

案例介绍：患者男性，64 岁，发现血糖高 14 余年，双下肢水肿 6 年余，右髋部皮肤溃烂半年。

现病史：14 年前患者因突发右侧肢体偏瘫在某医院住院时发现血糖、血压、血脂均高，最高血糖达 23 mmol/L 左右，血压 180/120 mmHg 以上，诊断为 2 型糖尿病、高血压 3 级（很高危）、高脂血症、脑梗死，予以皮下注射胰岛素降糖、降血压血脂、改善循环、营养脑细胞等对症支持治疗后病情好转出院。出院后患者长期使用胰岛素及口服药物治疗，约 6 年前患者逐渐出现双下肢水肿，再发右侧肢体偏瘫，到某医院再次住院治疗后好转出院，出院后患者仍不能行走，生活不能自理。病程中无明显口渴、多饮、多尿，无心悸、胸闷、呼吸困难，无明显神志异常，无四肢抽搐等不适，伴视力下降、肢端麻木。半年前右足背外侧及右足跟部出现皮肤溃烂，自行予以庆大霉素等换药后无好转且逐渐加重。

既往史：发现血压高14余年，最高血压达180/120 mmHg以上，现口服达帕胺，每天1片（剂量不详）降压治疗，血压控制不详。有多次脑梗死病史，现右侧肢体偏瘫，吐字不清，不能行走，生活不能自理。有高脂血症病史。

查体：患者生命体征平稳，用轮椅推入病房，半自动体位，言语欠清晰，神志清，查体合作。面色苍白，颜面无浮肿，双侧睑结膜无苍白，巩膜无黄染。颈软，无颈静脉怒张，肝颈静脉反流征（－），无颈动脉异常搏动。双肺呼吸音稍粗，未闻及干细湿啰音。心界不大，心率111次/min，律齐，各瓣膜区未闻及病理性杂音。全腹软，全腹无压痛、反跳痛及肌紧张，肝、脾未扪及，肝肾区无叩痛，移动性浊音阴性，肠鸣音正常。右足背部外侧及足跟部可见约3 cm大小的溃疡，右臀部可见约6 cm×8 cm大小的皮肤溃烂，有部分脓性分泌物，周围皮肤发红，足背动脉搏动减弱。神经系统病理征阴性。入院血常规、电解质、肾功、心肌酶谱、凝血、D－二聚体均未见明显异常；空腹血糖16.97 mmol/L。

入院诊断：右髋部压疮（Ⅳ级）、2型糖尿病、糖尿病足伴感染、高血压3级（很高危）、脑梗死后遗症。

治疗：三氧水处理右髋部及下肢创面，基础疾病对症治疗。

治疗效果：右髋部及下肢创面愈合（图5－18）

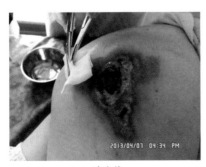　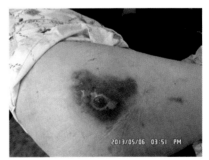

（a）治疗前　　　　　　　　　　　　　（b）治疗后

图5－18　右髋部及下肢创面愈合

（郭淮泩）

第六章 三氧在其他疾病治疗的案例

案例 1：扩张型心肌病、心力衰竭心功能 2 级

案例介绍：患者男性，46 岁，反复心悸、胸闷 5 年，加重 2 天。

现病史：患者 5 年前劳累后出现心悸、胸闷，平卧时症状明显，坐起站立症状稍缓解。患者至徐州市某医院就诊，诊断为扩张性心肌病、心力衰竭心功能 2 级，给予强心、利尿及扩血管治疗后症状好转。5 年间患者反复出现心悸、胸闷，严重影响正常生活。2 天前患者劳累后再次出现心悸、胸闷，休息后无好转。

既往史：痛风病史 10 余年，扩张性心肌病及心衰病史 5 年。否认肝炎、结核等传染病病史；否认糖尿病病史；否认高血压病史；否认食物及药物过敏史；否认手术史及输血史。

查体：双肺呼吸音清，双肺底可闻及散在湿性啰音，心率 80 次/min，心律齐，各瓣膜听诊未闻及明显异常。腹平软，无压痛及反跳痛，肝脾肋下未触及，Murphy's 征（－）。双下肢轻度凹陷性水肿。肝功能检查提示，总胆红素 24.8 μmol/L↑，直接胆红素 8.6 μmol/L↑，谷氨酰转肽酶 74.00 U/L↑；肾功能检查提示，尿酸 842.0 μmol/L↑；血脂七项检查提示，甘油三酯 4.27 mmol/L↑；心电图检查提示，快速不纯性心房纤颤（心室率约 116 次/min），左心室肥大，部分导联 ST－T 压低；心脏彩超检查提示：扩张型心肌病可能，主动脉瓣退变，二尖瓣反流（中度），三尖瓣反流（中度），肺动脉高压（中度），房颤，心功能不全。

入院诊断：扩张型心肌病、心力衰竭－心功能 2 级。

治疗：患者入院后行三氧自体血治疗，抽取自体血 100 mL，与浓度分别为 20 μg/mL、25 μg/mL、25 μg/mL、30 μg/mL、30 μg/mL、35 μg/mL、35 μg/mL、40 μg/mL、40 μg/mL 的三氧分批次等体积混合治疗。

治疗效果：患者胸闷、心悸症状改善，血生化结果显示血尿酸、甘油三酯下降。

（范后宝）

案例2：风湿性心瓣膜病、左手小指尺掌动脉远端闭塞

案例介绍：患者女性，68 岁，间断胸闷、心悸 18 年，左手小指麻凉、颜色发绀 1 天。

现病史：患者缘于 18 年前始出现胸闷、心悸，曾被桦甸市某医院明确诊断为风湿性心瓣膜病、心房纤颤，经系统治疗后好转出院。后多次反复入院治疗。1 天前患者出现左手小指麻凉、颜色发绀，就诊上一级医院建议截肢。

既往史：风湿性关节炎、脑梗死、高血压、脑出血。

查体：BP 120/80 mmHg（服药后）心界向两侧扩大，心率 108 次/min，音钝，节律不整，房颤律，搏短拙，心尖区可闻及低调的隆样舒张中晚期杂音，局限，不传导，左手小指末梢皮肤颜色呈暗紫色，局部皮肤温度降低，活动自如，双下肢轻度水肿。心电图检查提示，异位心律，心房纤颤，左室高电压。左上肢动脉扫查提示，动脉管壁中层不规则增厚、不光滑，左手小指尺掌动脉掌根处血管见血流信号，远端指尖变色处未见明显血流信号。

入院诊断：中医诊断胸痹心痛、痰阻血瘀；西医诊断风湿性心瓣膜病、心律失常 - 心房纤颤、心功能 3 级、左手小指尺掌动脉远端闭塞。

治疗：三氧自体血回输疗法配合中药活血化瘀。

治疗效果：治疗后患者胸闷、心悸改善，左手小指颜色正常（图6-1）。

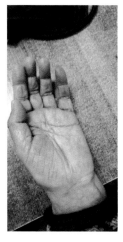
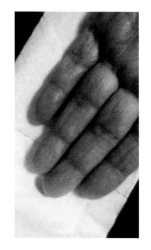

（a）治疗前　　　　　　（b）治疗后

图 6 − 1　左手小指尺掌动脉远端闭塞治疗前后对比

（高远）

案例 3：冠心病、慢性阻塞性肺疾病

案例介绍：患者老年女性，3 天前在无明显诱因下出现胸闷、心悸伴浮肿、乏力不适。

现病史：胸闷、心悸伴浮肿、乏力 3 天。

既往史：慢性支气管炎病史 30 年，高血压 10 年，冠心病 5 年。

查体：BP 130/80 mmHg，眼睑浮肿，口唇略发绀，双肺呼吸音粗；心率 80 次/min，心律齐；双下肢轻度浮肿。心电图检查提示，窦性心律，心肌缺血；胸片检查提示，双肺支气管炎，肺气肿。腹部彩超检查提示，胆囊壁欠光滑；入院常规化验提示，胆固醇偏高，其余正常。

入院诊断：冠状动脉粥样硬化性心脏病、心功能不全、慢性阻塞性肺疾病、高血压病 1 级、胆囊炎。

治疗：予以活血化瘀、改善心肌供血、降血压及免疫三氧治疗。静滴 150 mL 0.9% 的氯化钠注射液 + 20 mL 银杏叶提取物，每日 1 次；口服芪苈强心胶囊 4 粒/次，每日 3 次；口服硝苯地平缓释片 30 mg，每日 1 次；

免疫三氧治疗每日 1 次。

治疗效果：患者住院接受三氧治疗 1 次后乏力减轻；2 次后心悸胸闷及乏力症状明显缓解，浮肿减轻；5 次后可以从家走着来医院了，上楼也不胸闷心悸气短了，血压控制也达标了。

（肇丁）

案例 4：冠心病

案例介绍：患者刘某某，女性，65 岁，间断胸闷、气短 10 年，加重 5 天。

现病史：患者 10 年前，出现胸闷、气短，间断发作，当时检查诊断为冠状动脉粥样硬化性心脏病，自行口服药物治疗。于 5 天前，胸闷、气短加重，劳累时加重，伴心前区疼痛、闷痛，每次发作约 1 min 可自行缓解，每天发作 1 次，无头晕、头痛，无恶心、呕吐。患者为系统诊治，来我院住院治疗。病程中无发热、无咳嗽、咳痰，无腹泻，饮食、睡眠差，大小便正常。

既往史：高血压病史 10 年，血压最高时 200/110 mmHg，口服硝苯地平缓释片，血压控制尚可。

查体：T 36.0 ℃，P 98 次/min，R 20 次/min，BP 150/80 mmHg，神清语明，自动体位，颈静脉充盈，双肺呼吸音清，心律齐，未闻及病理性杂音，双下肢轻度水肿。心电图检查提示，窦性心律，心肌缺血，异常心电图。

入院诊断：冠状动脉粥样硬化性心脏病、稳定型心绞痛、心功能 II 级、高血压 3 级（很高危组）。

治疗：给予抗血小板聚集、改善循环、营养心肌、控制血压、结合三氧自体血对症治疗。应用拜阿司匹林肠溶片、辛伐他丁滴丸、丹参川芎嗪注射液等西药的基础上结合三氧自体血治疗，首次使用时三氧气体浓度为 25 μg/mL，患者治疗过程中未出现明显不适症状，随后逐步将三氧气体浓度调至 40 μg/mL，共治疗 10 次。

治疗效果：患者在接受治疗的第 3 天，无胸闷、气短，无心前区疼痛，双下肢无水肿，第 6 天病情好转后出院。

出院 2 周后、1 个月后、3 个月后对患者进行随访工作，患者自诉无明显不适，病情稳定。

（郭忠喜）

案例 5：冠状动脉粥样硬化性心脏病、慢性肾功能衰竭 CKD 4 期

案例介绍：患者老年女性，78 岁，间断胸闷、气短、心悸 10 年，加重伴乏力 1 个月。

现病史：患者于 10 年前始在无诱因下出现胸闷、气短、心悸，曾于桦甸市某医院就诊，明确诊断为冠心病，反复入院治疗。1 个月前因上呼吸道感染诱发胸闷、心悸加重，于桦甸市某医院系统治疗后症状缓解不佳，体力活动受限，并伴有乏力、头晕、上腹部不适及恶心。

既往史：高血压、慢性支气管炎病史。

查体：BP 145/100 mmHg（服药后）双肺呼吸音粗，可闻及散在干啰音，心率 70 次/min，音钝，节律不整，可闻及早搏，各瓣膜听诊区未闻及病理性杂音。动态心电图提示，窦性心律、室上性期前收缩（286 次）、ST－T 改变（阵发性）；心脏彩超提示，主动脉瓣异常，考虑退行性变，左室舒张功能下降，肺动脉瓣、三尖瓣反流；肾功能提示，BUN 14.31 mmol/L、CREA 182 μmol/L、UA 690 μmol/L；尿常规提示，蛋白质(＋＋)。

入院诊断：中医诊断为胸痹心痛、痰阻血瘀；西医诊断为冠状动脉粥样硬化性心脏病、稳定型心绞痛、心律失常－室上性期前收缩、一度房室传导阻滞、心功能Ⅱ级、慢性支气管炎急性发作、高血压 3 级（很高危）、多发腔隙性脑梗死、慢性肾功能衰竭 CKD 4 期。

治疗：三氧自体血回输疗法配合中药活血化瘀。

治疗效果：胸闷、气短、心悸、乏力改善。肾功能复检：BUN 9.22 mmol/L，CREA 115.6 μmol/L，UA 450 μmol/L。

（高远）

案例 6：冠状动脉粥样硬化性心脏病、2 型糖尿病、慢性肾功能衰竭 CKD 3 期、痛风

案例介绍：患者老年男性，63 岁，间断胸闷、气短、心前区疼痛 10 余年，加重伴呼吸困难 2 小时。

现病史：患者缘于 10 余年前始间断出现胸闷、气短、心前区疼痛。2 小时前在诱因下又复出现上述症状加重伴呼吸困难，体力活动受限。病程中伴有右踝关节红肿疼痛，活动受限。

既往史：高血压、糖尿病、脑梗死、痛风、慢性肾功能衰竭、肝癌病史。

查体：BP 150/90 mmHg，神清语明，口唇轻度发绀，颈软，双肺呼吸音粗，心率 70 次/min，音钝，节律规整，各瓣膜听诊区未闻及病理性杂音，右踝关节红肿、触痛阳性。心电图检查提示，窦性心律，心电轴左偏，左房负荷过重，ST 段改变，Ⅲ导联 QRS 波群有呈 Qr 型，Ⅵ导联 QRS 波群呈 QS 型；肾功能检查提示，BUN 20.01 mmol/L，CREA 242.0 μmol/L，UA 778 μmol/L，支持肾衰及痛风之诊断；空腹血糖 12.90 mmol/L。

入院诊断：中医诊断为胸痹心痛、痰阻血瘀；西医诊断为冠状动脉粥样硬化性心脏病、稳定型心绞痛、陈旧性下壁心肌梗死、心功能 Ⅲ 级、高血压 3 级（很高危）、2 型糖尿病、慢性肾功能衰竭 CKD 3 期、痛风。

治疗：三氧自体血疗法配合中药活血化瘀治疗。

治疗效果：胸闷、气短、心前区疼痛改善，右踝关节红肿疼痛消失。肾功能复检提示，BUN 6.66 mmol/L，CREA 141.5 μmol/L，UA 502 μmol/L。

（高远）

案例 7：冠心病

案例介绍：患者女性，64 岁，阵发性胸闷、心悸、心前区疼痛 10 年，加重半月余。

现病史：患者于 10 年前在无诱因下出现阵发性胸闷、心悸、心前区疼痛，曾多次于我院住院治疗，均被诊断为冠心病，经住院治疗后症状减轻。此次于半月余前在无诱因下出现上述症状加重，无濒死感、大汗、恶心、呕吐，无意识障碍和二便失禁。病程中患者有头晕、头痛，饮食、睡眠差，大小便正常。

既往史：高血压病史 10 余年，血压最高达 180/100 mmHg，平日口服硝苯地平控制血压；颈椎病病史 1 年，伴双上肢麻木、疼痛；糖尿病病史 10 余年，平素口服格列齐特调整血糖，血糖控制不详；食物或药物过敏史，青霉素过敏。

查体：BP 140/80 mmHg，患者神清语明，巩膜无黄染，口唇无发绀，颈静脉无怒张，肝颈静脉回流征（－）。双肺呼吸音粗，未闻及干湿啰音。心率 76 次/min，率齐，各瓣膜听诊区未闻及杂音及额外心音，腹软，无压痛及反跳痛，肝、脾肋下未触及，无双下肢水肿。血常规和超敏 C－反应蛋白测定提示，单核细胞比率 8.4%；嗜碱性粒细胞比率 1.5%；超敏 C－反应蛋白（hCRP）1.31 μg/mL；心电图提示，窦性心律，心率 76 次/min，心电轴偏左，不正常心电，V34ST 段下移 0.05 MV，头部 CT 提示，左侧侧脑室前角旁腔隙性梗死可能性大，请结合临床，脑沟轻度增宽增深；胸片提示，主动脉硬化。尿常规提示，白细胞 LEU（＋＋）；白细胞 WBC 87 个/μL；红细胞 RBC：31 个/μL；上皮细胞（EC）18 个/μL；肝功提示，胆碱酯酶 CHE 11050U/L，谷氨酰转肽酶 GGT 126 U/L；血脂，甘油三酯 TG 4.47 mmol/L，总胆固醇 CHOL 5.94 mmol/L，载脂蛋白 A1 1 g/L。

入院诊断：冠状动脉粥样硬化（不稳定型心绞痛、心功能 Ⅱ 级）、2 型糖尿病、高血压 3 级（很高危）、脑梗死（左侧侧脑室前角旁腔梗）、血脂异常、肝功能异常、泌尿道感染。

治疗：三氧自血体疗法配合改善药物治疗、调整血压、血糖、血脂、抗炎对症等治疗。

治疗效果：胸闷心悸、心前区疼痛症状明显减轻。

（徐凤梅）

案例8：慢性阻塞性肺疾病急性发作期、慢性肺源性心脏病、心功能Ⅳ级

案例介绍：患者老年女性，72岁，反复咳嗽、咳痰、喘息20年，加重伴呼吸困难20天。

现病史：患者于20年前始出现反复咳嗽、咳痰，每当气候寒冷时易发，10年前开始伴有胸闷、气短及喘息，曾于桦甸市某医院就诊，诊断为慢性支气管炎、肺心病并住院治疗，经治疗病情好转后出院。20天前在无明显诱因下出现咳嗽、咳痰、胸闷、气短及喘息加重，夜间伴有阵发性呼吸困难，伴食欲缺乏，体力活动完全受限。

既往史：患者既往体健。

查体：BP 110/70 mmHg，神清语明，呼吸急促，推入病房，口唇发绀，肺气肿征，双肺呼吸音粗，可闻及散在干性啰音，心率82次/min，音钝，节律规整，肝于肋下两横指可触及，质韧，压痛（-）。心电图提示，窦性心律不齐，ST-T改变；心脏彩超提示，主动脉弹性减低，左室舒张功能减低，胸片提示，两肺慢性支气管病变，局部肺气肿。

入院诊断：中医诊断为肺胀、痰浊阻肺；西医诊断为慢性阻塞性肺疾病急性发作期、慢性肺源性心脏病、心功能Ⅳ级。

治疗：三氧自体血疗法配合中药活血化瘀治疗。

治疗效果：咳嗽、咳痰、喘息改善，无呼吸困难，体力活动轻度受限。

（高远）

案例9：骨质疏松

案例介绍：患者女性、51岁，间断全身疼痛不适5年，加重7天。

现病史：患者于5年前在无明显诱因下出现全身疼痛，以后脊柱部位为重，性质呈酸胀痛，休息后缓解，后间断发作，未予重视，1年前出现右足面骨折，随后再次出现全身疼痛，以双侧膝关节、肘关节疼痛为主，休息后不缓解。近1周，疼痛加重，影响生活，遂就诊于我院，查骨密度检查提示，骨质疏松，门诊以骨质疏松收入院。患者自发病以来精神、睡眠及饮食尚可，大小便正常，体重无明显变化。

既往史：骨质疏松、类风湿性关节炎、肝功能不全。

查体：BP 147/85 mmHg。神清，精神可，生命体征平稳，双侧瞳孔正大等圆，对光反射正常，心肺腹未见明显异常，心肺腹未见明显异常，胸廓无明显畸形，腰椎生理曲度正常，无压痛点，腰椎活动度可，双下肢温度觉无异常，双侧肌力可，双跟腱反射（－），双侧直腿抬高试验（－），双"4"字试验（－），双跟臀试验（－）。余未见明显异常。骨密度－2.8。血常规检查提示，白细胞 6.53×10^9/L，红细胞 4.0×10^{12}/L，血小板 137×10^9/L，肝功能检查提示，谷丙转氨酶21.3 U/L，谷草转氨酶58.1 U/L，总胆红素 12.6 μmol/L；肾功能检查提示，肌酐62 μmol/L，尿素3.7 mmol/L；葡萄糖6.66 mmol/L，甘油三酯1.926 mmol/L；心电图提示，V1－V5导联T波倒置。

入院诊断：骨质疏松、类风湿性关节炎、肝功能不全、心肌缺血。

治疗：三氧自体血疗法配合抗骨质疏松治疗。

治疗效果：脊柱部疼痛好转、双膝及双肘疼痛缓解明显，可正常生活、活动。

（史可梅　王彦欣　韩杰　韩晨阳）

案例10：睡眠障碍

案例介绍：患者女性，55岁，夜间睡眠障碍10余年，加重3年。

现病史：患者 10 多年前因心理压力过大出现夜间入睡困难，睡眠质量下降，较影响日常生活，VAS 评分 4 ~ 5 分，自发病以来患者在多家医院门诊就诊，均给予盐酸曲唑酮片 1/2 片以镇静治疗，黛力新抗焦虑治疗，服用后睡眠质量明显改善。3 年前患者入睡困难明显，睡眠质量严重下降，尤以夜间入睡困难为重，影响日常工作及情绪。VAS 评分 5 ~ 6 分，服用中药（具体不详）、镇静药物及抗焦虑药物治疗，口服药物治疗后症状改善不明显，其严重影响情绪及生活。为缓解症状，患者遂来我院就诊，门诊以睡眠障碍收住院。自发病以来，患者一般情况可，饮食欠佳，睡眠差，大小便规律，体重无明显下降。

既往史：患者平素身体健康状况良好，否认高血压、糖尿病、冠心病等慢性病史；否认伤寒、结核、肝炎等传染病史；否认手术、输血、外伤史；否认药物过敏史，近期服用过阿司匹林；预防接种史不详。

查体：双瞳孔正大等圆，直径 3 mm，对光反射灵敏；伸舌居中，脑膜刺激征（ － ）、颈软、无抵抗，甲状腺无肿大，颈静脉无怒张，颈动脉无异常搏动，气管居中，双上肢肌力正常，无肌萎缩。

入院诊断：睡眠障碍。

治疗：①以 30 μg/mL O_3 行三氧自体血治疗，每日 1 次，10 次为 1 个疗程，共计 1 个疗程。

②8 mL 0.6% 的利多卡因星状神经节阻滞，每日 1 次，10 次为 1 个疗程，共计 1 个疗程。

治疗效果：睡眠质量较入院前明显改善，平均每天睡眠保证 6 ~ 7 h，余未诉特殊不适，VAS 评分 1 ~ 2 分。

（李彤）

案例 11：特发性突聋

案例介绍：患者女性，37 岁，耳鸣伴听力下降 7 个月，加重 3 个月。

现病史：患者 7 个月前因劳累引起右侧耳鸣，耳鸣呈鼓音，无入睡困难及失眠，发病时耳鸣对生活影响程度明显，VAS 评分5～6分，遂到外院就诊，诊断为突发性耳聋，静脉给予注射用甲钴胺及银杏叶提取物（具体剂量不详）营养神经治疗，治疗后无明显缓解。3个月前患者耳鸣、耳聋症状加重，遂在外院就诊，诊断为突发性耳聋，给予中医针灸治疗，治疗后明显缓解。后间断性中医针灸治疗，症状缓解明显。1个月前患者耳鸣较前明显加重，伴有明显听力下降，影响日常生活，VAS 评分5～6分。为解除耳鸣耳聋症状，患者于我院门诊就治，门诊拟特发性突聋，收入我院疼痛科病房。自发病以来，患者一般情况可，饮食好，睡眠一般，大小便规律，体重无明显下降。

既往史：患者平素身体健康，否认高血压、糖尿病、冠心病；否认伤寒、结核、肝炎等传染病病史；2011年6月在甘肃省某医院剖宫产术。否认输血、外伤；否认食物、药物过敏史；否认近期服用过阿司匹林，预防接种史不详。

查体：耳郭无畸形，双侧外耳道未见分泌物，乳突无压痛，耳前耳后压痛（－），听力粗测，双耳听力均下降。

入院诊断：特发性突聋。

治疗：三氧自体血疗法（10次）＋星状神经节阻滞治疗。

治疗效果：耳鸣症状明显减轻，听力基本恢复，无其余特殊不适。

（李彤）

案例12：雷诺综合征

案例介绍：患者女性，48岁，手指遇冷苍白、发绀、潮红10年，加重2个月。

现病史：患者于10年前手指遇冷出现苍白、发绀、潮红。无外伤史，无其他不适，未行任何治疗，2个月前天气变冷后手指苍白、发绀、潮红较之前加重，并自觉手指麻木、胀痛，影响日常生活，VAS 评分5～6分。2018年11月29日于甘肃省某医院就诊，行微循环图像分析，诊断为雷诺综合征，给予中药口服、中药局部湿敷（具体用药不详），治疗 1 周后自觉手指胀痛有所缓解。现仍感双手麻木、手指遇冷苍白、发绀、潮红未见好转，VAS 评分 4～5 分。为进一步治疗，遂来我院，诊断为雷诺综合征，为进一步治疗收入我科病房。近期发病以来，患者一般情况可，饮食正常，睡眠尚可，大小便规律，体重无明显下降。

既往史：20 年前于当地卫生院行阑尾切除术；27 年前于当地卫生院行绝育术，有青霉素药物过敏史。

查体：双手外形正常，双手指端皮肤间歇性苍白、发绀和潮红，手指关节稍肿大，无皮肤坏疽，活动轻度受限，手指及手寒冰凉，冷水试验（＋），握拳试验（＋），双上肢肌力正常，无明显肌萎缩。

入院诊断：雷诺综合征。

治疗：行三氧自体血治疗（10 次），联合星状神经节阻滞治疗。

治疗效果：患者手麻明显好转，手指苍白、发绀、潮红症状明显缓解，双手末梢血管充盈速度基本正常，未有其余不适，VAS 评分 1～2 分。

（李彤）

案例 13：慢性阻塞性肺病急性加重

案例介绍：患者男性，82 岁，反复咳嗽、咳痰、气喘 10 余年，加重 10 天。

现病史：患者缘于 10 余年前在无明显诱因下反复出现咳嗽、咳痰，咳白色黏液痰，痰量多，不易咳出，气喘，表现为劳力后气喘，经休息后可缓解。曾就诊于安溪县某医院，诊断为慢性阻塞性肺病，平常未规律用药。10 天前上述症状加重，咳黄色脓痰，气喘加重，伴呼吸困难，就诊于外院，经抗感染、平喘、化痰、胰岛素静滴降血糖等治疗 5 天，症状无明显好转，且出现胸闷、双下肢水肿。

既往史：高血压病史 10 年，血压最高时达 180/100 mmHg，长期口服安内真 5 mg，每天 1 次，控制血压，未定期监测血压，具体血压控制不详；2 型糖尿病病史 10 年，最高血糖 16 mmol/L，长期口服二甲双胍缓释片 0.5 g，每天 2 次调控血糖，未定期监测血糖，具体血糖控制不详。

查体：胸廓呈桶状胸，双肺呼吸运动减弱，触觉语颤减弱。双肺叩诊呈过清音，双肺呼吸音弱，双肺可闻及哮鸣音，双肺底可闻及少许湿性啰音。心律 102 次/min，各瓣膜听诊区未闻及病理性杂音，腹平软，无压痛、反跳痛。生理反射存在，病理反射未引出，脑膜刺激征（－）。入院时血压 174/98 mmHg，血糖 6.9 mmol/L，NT - proBNP 4002.184 pg/mL。心脏彩超提示，主动脉钙化并狭窄，二尖瓣后叶钙化，左房轻度扩大，左室壁对称性增厚，二尖瓣反流（微少量），三尖瓣反流（微少量），左室舒张功能减低。肺部 CT 提示，双肺炎症、左肺下叶结节影、双侧胸腔积液。

入院诊断：肺部感染、慢性阻塞性肺病急性加重、胸腔积液、心力衰竭心功能 3 级、2 型糖尿病、高血压 3 级（很高危）。

治疗：住院期间给予抗感染、抗炎、止咳平喘、利尿、强心、调控血糖、血压等治疗，患者仍感气喘，后开始建议患者配合三氧自体血治疗。根据患者体重及身体情况抽取 100 mL 静脉血注入专用的带有抗凝剂的一次性血袋里，再向血袋注入同等体积的 O_2 和 O_3 混合气体，匀速晃动血袋 3 ~ 5 min，然后把血液重新回输到患者静脉中。三氧自体血治疗每天 1 次，10 次为 1 个疗程，治疗浓度为 20 ~ 40 μg/mL，首次浓度为 20 μg/mL，之后以 5 μg/mL 递增至 40 μg/mL。

治疗效果：3 次治疗后患者诉气喘明显缓解；1 个疗程后患者无明显气喘，复查 NT - proBNP 2790.138 pg/mL，顺利办理出院。

讨论：患者反复咳嗽、咳痰、气喘 10 余年，COPD 诊断明确，本病经常因肺部感染而急性加重，晚期通常并发慢性肺源性心脏病。三氧可以降低局部组织氧合血红蛋白的结合程度，有利于氧从血液中向组织的释放，三氧在患者体内形成活性氧，有利于组织对氧的利用，故而较快地缓解患者的气喘症状，心功能得到明显改善。

（李能文）

案例 14：左肾血管平滑肌脂肪瘤和慢性肾炎

案例介绍：患者女性，40 岁，主诉面部及双下肢水肿 1 年余。

现病史：患者自述 2014 年体检尿常规检查尿蛋白（＋），无任何不适，未治疗。2015 年体检尿常规检查尿蛋白（＋＋），去中南大学某医院复查，经肾脏 CT、尿液分析等检查确诊为左肾血管平滑肌脂肪瘤、慢性肾炎，医生建议手术切除左肾，但本人拒绝手术，保守治疗 1 个月后好转出院，出院时尿常规检查尿蛋白（＋）。出院后服用肾炎康复片、金水宝和中药治疗半年，尿蛋白一直维持在尿蛋白（＋），后因工作压力大、劳累，增加至尿蛋白（＋＋＋）、尿隐血（＋＋），并出现面部及双下肢轻度水肿，尿少，尿黄，乏力，无发热、尿频、尿急、尿痛、恶心、呕吐等症。

既往史：既往体健，无高血压病史；无外伤、手术史；无药物过敏史。

查体：患者精神稍差，无皮疹，浅表淋巴结无肿大，双眼睑水肿，巩膜无黄染，心肺（－），腹平软，肝脾肋下未扪及，移动性浊音（－），双肾区无叩击痛，双下肢轻度凹陷性水肿。肾脏 CT 检查提示，左肾血管平滑肌脂肪瘤；尿液分析，尿蛋白（＋＋）、尿潜血（＋＋）。

入院诊断：左肾血管平滑肌脂肪瘤、慢性肾炎。

治疗：三氧自体血疗法。根据患者体重及身体情况抽取 100 mL 静脉血注入专用的带有抗凝剂的一次性血袋里，再向血袋注入同等体积的 O_2 和 O_3 混合气体，并匀速晃动血袋 3～5 min，然后把血液重新回输到患者静脉中。三氧自体血治疗每两天 1 次，15 次为 1 个疗程，治疗浓度为 20～40 μg/mL。治疗前 5 次浓度为 20 μg/mL，中间 5 次浓度为 30 μg/mL，后 5 次浓度为 40 μg/mL。

治疗效果：1 个疗程后患者面部及双下肢水肿消失，精神明显好转，尿量正常，由尿蛋白（＋＋＋）转化为尿蛋白（＋），尿潜血由尿潜血（＋＋）转化为尿潜血（＋），做到第 26 次血氧尿液检查全部正常。

讨论：肾血管平滑肌脂肪瘤（RAML）是一种临床上不常见的肾良性

肿瘤，在病理组织学上典型的肾血管平滑肌脂肪瘤由异常血管、脂肪组织及平滑肌3种基本成分组成，不同患者3种成分的比例不同。常伴有出血、坏死、囊性变、钙化。RAML的临床表现往往与肿瘤的大小密切相关，早期、较小的RAML一般无症状，较大肿瘤较易出现症状，患者多因肿瘤压迫引起局部不适就诊，典型表现为腰痛、腹部肿块、血尿等症状，少数亦可出现发热、高血压、食欲缺乏等。对于本病的治疗，应依据瘤体大小、并发症及对肾功能的影响程度决定治疗方案。

慢性肾炎是由多种不同病因、不同病理类型组成的一组原发性肾小球疾病。临床特点为病程长、发展缓慢，症状可轻可重，多有一个无症状尿检异常期，然后出现不同程度的水肿、蛋白尿、镜下血尿，可伴高血压和（或）氮质血症，以及进行性加重的肾功能损害。

三氧疗法治疗肾脏疾病作用原理如下。

（1）三氧是氧化剂，有抗炎作用，在体温下缓慢分解，在分解过程中源源不断地提供氧，提供的氧与血红蛋白结合改善肾脏血液循环，促进新陈代谢。对慢性肾炎治疗有一定疗效。

（2）能刺激机体白细胞增殖，活化红细胞，促进氧从血液到细胞的扩散，提高血氧饱和度，改善血液循环，激活细胞代谢。

（3）能氧化降解代谢产物，分解机体产生的有毒、有害物质，促进有害物质排出体外。

（4）可调节人体的抗氧化能力，激活人体正常代谢，对细胞有再生修复能力。

（5）作用于免疫活性细胞，生成多种免疫活性因子，调节人体免疫机能。

（陈淼）

案例15：乳腺癌术后、肝多发性囊肿

案例介绍：患者女性，50岁，主诉右侧乳腺术后1年余。

现病史：患者于2016年4月8日自己发现右侧乳房有肿块，急去湖南省某医院检查，确诊为乳腺癌。于 2016 年 4 月 12 日在湖南省某医院行右侧乳房全切术，术后做了 8 次化疗，出院后服用中药治疗 3 个月。为了进一步诊治来我院就诊。自发病以来，患者精神、食欲稍差，无发热，睡眠尚可，大小便正常。

既往史：高血压病史 4 年；否认糖尿病、冠心病病史；否认肝炎、结核等传染性疾病病史；否认家族遗传病病史；否认重大外伤及输血史；否认药物过敏史。

查体：患者精神稍差，皮肤、巩膜无黄染，浅表淋巴结未扪及肿大，右侧胸壁及右腋下见长约 30 cm 手术瘢痕，愈合佳。双肺呼吸音清，未闻及干湿性啰音。心律齐，未闻及病理性杂音。腹平软，未扪及包块，无压痛及反跳痛，肝脾肋下未扪及，移动性浊音（－）。辅助：B 超检查提示，右侧乳腺术后缺如，右前胸壁未见明显肿块声像，左侧乳腺小叶增生并局灶囊性增生；双侧腋下区、双侧锁骨上区未见明显增大淋巴结；右肝后叶非均质回声结节，血管瘤可能性大；脂肪肝并多发肝囊肿；左肾囊肿、胆、脾、胰、右肾未见明显异常；腹腔、腹膜后、双侧肾上腺区、盆腔附件区未见明显肿块声像。

入院诊断：右侧乳腺术后，左侧乳腺小叶增生并局灶囊性增生；右肝血管瘤；脂肪肝并多发肝囊肿；左肾囊肿。

治疗：三氧自体血疗法。根据患者体重及身体情况抽取 100 mL 静脉血注入专用的带有抗凝剂的一次性血袋里，再向血袋注入同等体积的 O_2 和 O_3 混合气体，并匀速晃动血袋 3~5 min，然后把血液重新回输到患者静脉中。三氧自体血治疗每周 3 次，10 次为 1 个疗程，治疗浓度为 20~30 μg/mL，第 1 周浓度为 20 μg/mL，第 2 周浓度为 25 μg/mL，第 3 周浓度为 30 μg/mL。

治疗效果：1 个疗程后患者精神、食欲、面色明显好转；2 个疗程后采静脉血做肿瘤标志物检查指标全部正常，B 超显示右肝血管瘤、脂肪肝及多发肝囊肿消失；3 个疗程后患者停服降压药，近 3 个月血压维持在

（120～130）／（70～90） mmHg。

（陈淼）

案例 16：抗肿瘤治疗

案例介绍：患者女性，50 岁，右乳癌术后 3 个月余。

现病史：患者 3 个多月前因右乳癌行右乳全切＋前哨淋巴结活检术，术后病理回报，（右）乳腺浸润性导管癌，SBR 3 级；浸润灶 2 个，大者 0.5 cm×0.5 cm，小者 0.2 cm×0.2 cm，周围大部分为高级别导管内癌，肿瘤大小 2.2 cm×2.2 cm×2.0 cm，未见脉管内癌栓及神经侵犯；其余乳腺呈腺病伴导管内乳头状瘤形成及导管大汗腺化生、上、下、内、外及基底切缘未见癌细胞，乳头未见癌细胞，（右前哨）淋巴结未见转移癌（0/4）。免疫组化示肿瘤细胞，ER（2－3）50%～70%，PR－3（50%～7%），Ki－67（＋20%），HER－2（＋＋＋）。术后给予辅助化疗 12 周期，方案为 TH：紫杉醇 120 mg，静脉滴注，每周 1 次；赫赛汀 210 mg（首次）105 mg（第二次），静脉滴注，每周 1 次，辅以止吐等对症治疗，化疗过程顺利，无其他明显化疗副反应。

既往史：33 年前行阑尾切除术。1989 年行右乳纤维腺瘤切除术。2012 年前因子宫多发肌瘤行子宫全切术。否认肝炎、结核等传染病病史；否认心脏病、高血压、糖尿病等慢性病病史；否认重大外伤史及手术史；否认输血史；否认药物过敏史；预防接种史不详。

查体：胸廓对称无畸形、无桶状胸、无局部隆起或凹陷，胸壁未见静脉曲张、无皮下气肿，胸骨及肋骨无明显叩击痛。右侧乳房缺如，右侧胸部可见长约 15 cm 横向手术切口瘢痕。左乳未见明显异常。左腋下及双侧锁骨区未见明显肿大淋巴结。相关化验检查：ALT 82.3 IU/L，AST 48 IU/L↑。

入院诊断：恶性肿瘤术后靶向治疗、乳腺术后、乳腺恶性肿瘤史。

治疗：三氧自体血疗法辅助治疗第 1 个疗程，共 10 次，每次 100 mL，治疗浓度 30～50 μg/mL。

治疗效果：1 个疗程后复查肝功 ALT、AST 降至正常范围，患者主诉食欲及睡眠较前好，化疗后反应减轻；以后每周 2 次、三氧浓度 30 ~ 40 μg/mL，共 10 次，患者复查肝功结果均在正常范围，精神状态好，化疗不良反应减少。

讨论：药物尤其是化疗药物引起肝炎肝损害是临床经常遇到的问题。在有严重肝病情况下，肝脏保护与化疗形成了非常棘手的治疗矛盾。肿瘤化疗必不可少，但患者往往因化疗引起肝衰竭而死亡。这一难题始终困扰着临床医生，因为当前的保护肝脏药物不能达到预防药物性肝炎的作用。

医用三氧抗化疗药物肝脏保护作用主要表现在：①增强红细胞代谢，改善微循环作用。②诱导产生多种细胞因子（cytokine），达到激活和调节免疫系统的作用。③激活细胞抗氧化和清除自由基能力；体内抗氧化作用的机制有超氧化物歧化酶（superoxide dismutase，SOD）分解超量的过氧化自由基；过氧化氢酶（catalase）分解过氧化氢；谷胱甘肽超氧化物酶（qlutathion peroxidase）分解有机过氧化物；磷酸戊糖旁路代谢中的葡萄糖 – 6 – 磷酸脱氢酶（G – 6 – PD）增加单氧酶体系的供氢体（NAD-PH）形式的抗氧化还原能力。三氧作为超氧化物能激活以上抗氧化酶，有助于清除慢性炎症过程中形成的自由基。医用三氧这一作用可以保护器官缺血再灌注损伤肝脏。大部分药物性肝损害机制是通过药物代谢产物产生超氧化物和自由基（如乙酰氨基酚、呋喃妥因、四氯化碳等）。三氧诱导组织细胞产生抗氧化和清除自由基，有助于保护肝脏免于或减轻损伤。

参考文献

[1] VELIO B. 臭氧治疗学［M］. 李庆祥、王燕申、译. 北京：北京大学医学出版社，2006.

[2] ADRIANA S, GREGORIO M S, FADI S, et al. Madrid declaration of ozone therapy［M］. Spain：Grafox Imprenta，2015.

（马云改）

案例 17：癌痛

案例介绍：患者杨某某，男 71 岁，因腰腿痛 7 年入院。

现病史：患者 10 年前行右肾癌切除术，术后定期复查，7 年前出现腰部及双下肢疼痛，检查发现腰椎及双下肢多发骨转移，间断口服止疼药治疗，药物用量逐渐加大，且效果逐渐不明显。

既往史：10 年前行右肾癌切除术，后出现腰部双下肢疼痛并逐渐加重。

查体：入院时，精神萎靡，厌食厌世，坐轮椅，不能弯腰。脊柱四肢无畸形、活动正常，腰椎 L4/5、L5－S1 棘突压痛（＋）及椎旁压痛（＋），直腿抬高试验（－）、加强试验（－）、股神经牵拉试验（－），肌力肌张力正常，病理反射未引出。PET－CT 检查提示，全身多发性骨转移，MRI 提示胸椎、腰椎、骶椎多发转移瘤，L1 水平椎管狭窄，右侧腰大肌受累，T11 病理性骨折。

治疗：入院时口服盐酸羟考酮缓释片 100 mg，每天 2 次，VAS 评分 7～8 分。完善相关检查，诊断明确，行静脉输唑来膦酸、胸腰椎椎旁阻滞、内热针、三氧自体血和口服羟考酮等综合治疗。

治疗效果：最初几次患者只能平卧在治疗床上行三氧自体血治疗，5 次三氧自体血治疗后，患者食欲大增，精神明显好转，可拄拐直立行走，口服盐酸羟考酮缓释片降为 80 mg，每天 2 次，VAS 评分 5～6 分。

15 次三氧自体血治疗后，患者体重增加 2.3 kg，生存信心大增，可直立行走，口服盐酸羟考酮缓释片降为 40 mg，每天 2 次，VAS 评分 2～4 分。

出院时，患者可直立行走，口服盐酸羟考酮缓释片降为 20 mg，每天 2 次，VAS 评分 1～2 分。

（王家松）

案例 18：化脓性脑膜炎、系统性红斑狼疮

案例介绍：患者女性，年龄 59 岁，因左上肢及双下肢活动不利 3 个月余入院。

现病史：化脓性脑膜炎后遗症，双下肢瘫痪，生活能力低下。

既往史：患者既往体健，曾患化脓性脑膜炎、系统性红斑狼疮，否认高血压，否认传染病病史，否认药物过敏史，否认重大外伤及手术史。

查体：脊柱正常生理弯曲存在，无偏曲，L5、S1J 棘突凸起，各棘突无压痛，右上肢肌力 5 级肌张力均正常，左上肢肌力 4 级，肌张力正常，双下肢肌力 2 级，肌张力减弱，肌肉萎缩，双上肢肌腱反射正常，双下肢肌腱反射减弱，全身痛温觉正常，双下肢浅感觉减弱，本体感觉正常，双侧巴氏征、布氏征（＋），奥本海姆征、克氏征（－）。

辅助检查：血常规检查提示，白细胞 4.5×10^9/L，中性粒细胞 55.9%，嗜酸性粒细胞 1.3%，嗜碱性粒细胞 0.2%，淋巴细胞 31.2%，单核细胞 11.4%↑，红细胞 2.92×10^{12}/L↓，血红蛋白 91.2g/L↓，红细胞压积 27.3%↓，红细胞平均体积 93.5 fL，平均血红蛋白量 31.2 pg，平均血红蛋白浓度 333 g/L，红细胞分布宽度 13.5%，血小板 197×10^9/L，平均血小板体积 9.0fL，血小板压积 0.180%；粪常规＋隐血检查提示，大便颜色为黄色，外观性状软，血（－），黏液（－）；白细胞未见，红细胞未见，巨噬细胞未见，寄生虫或虫卵未找到，阿米巴未找到，未消化物未找到，脂肪球未找到，隐血（抗体法）阴性（－）；尿常规（九联以上）比重 1.006，酸碱度 7.0，尿白细胞（＋＋＋），亚硝酸盐（＋），蛋白质（－），葡萄糖（－），酮体（－），尿胆原正常，胆红素（－），尿红细胞（－），白细胞 2268/HP，红细胞未检出。红细胞沉降率测定24.0 mm/h↑。

入院诊断：化脓性脑膜炎后遗症、周围神经病、腔隙性脑梗死恢复期、系统性红斑狼疮、甲状腺功能减退、高脂血症、自身免疫性胰腺炎、泌尿道感染。

治疗：给予舒普深抗感染，给予弥可保营养神经、杏丁活血化瘀等

对症支持治疗，服用盐酸特比萘芬片后有所好转；再给予偏瘫手法关节松动＋平衡转移训练，并予起立床训练站立结合免疫三氧血回输疗法。

治疗效果：患者双下肢活动能力改善，足部皮肤红斑有所好转，尿常规结果显示患者尿白细胞由 2268/HP 降低为 176/HP，尿液呈亮黄色，颜色清亮，患者活动度明显改善，病情恢复好，予以出院。

（王祥瑞　刘宁）

附录　三氧自体血疗法专家共识

中华医学会麻醉学分会疼痛学组

中国医师协会麻醉医师分会

中国民族医药学会疼痛分会三氧学组

三氧自体血疗法（ozonated autohemotherapy；O_3 – AHT；major ozonated autohemotherapy；major autohaemotherapy）从 21 世纪初开始在我国逐渐开展，由于缺乏可借鉴的中文指南或专家共识，不仅存在不规范临床行为，甚至有滥用倾向。为此，我国三氧医学相关专家组织撰写了三氧自体血疗法专家共识。本共识文献主要来源于 PubMed 数据库，以及参与编写专家的临床实践。

三氧医学是指利用气态、液态或固态的医用三氧，通过不同途径用于人体，以达到预防和治疗疾病目的应用学科。O_3 – AHT 是将一定浓度氧气和三氧的混合气体与患者自体血等容量混匀，再回输到患者体内的一种疗法。

一、绝对禁忌证

1. 葡萄糖 – 6 – 磷酸脱氢酶缺乏症（蚕豆病）。

2. 毒性弥漫性甲状腺肿（Graves 病）。

3. 血小板减少低于 $50 \times 10^9/L$、严重的凝血障碍。

4. 严重的不稳定性心血管病、急性心肌梗死。

5. 急性酒精中毒。

6. 大量失血、急性出血、贫血（＜90 g/L）。

7. 水电解质紊乱。

8. 癫痫发作。

9. 血色素沉着病、接受铜或铁剂治疗的患者。

10. 抗凝剂（枸橼酸钠）过敏。

11. 妊娠。

12. 严重肝功能不全。

二、相对禁忌证

1. 女性月经期。

2. 未成年人不建议做 O_3 – AHT，建议用三氧直肠灌注替代。

3. 年龄上限无严格规定，80 岁以上老年人可选用三氧直肠灌注替代。

三、O_3 – AHT 期间相关药物影响

1. 治疗期间不建议口服维生素或抗氧化剂，但治疗前后可以服用。

2. 血管紧张素酶抑制剂：本疗法可能增加血管紧张素酶抑制剂降压作用而导致患者血压过低。

3. 抗凝药物：不推荐使用抗凝药物期间进行 O_3 – AHT。

四、临床应用建议

根据循证医学证据及专家临床经验，本共识将 O_3 – AHT 治疗疾病按适应证、效果不确定疾病、正在研究疗效及安全性的疾病和不建议开展的疾病等进行分类。

根据循证医学（EBM），参考美国预防服务工作组及牛津循证医学中心疾病证据等级制定方法，将 O_3 – AHT 治疗的疾病可以分为以下四类[1-2]。

A 级证据：有良好的科学证据证实 O_3 – AHT 的临床益处远超过潜在的风险。基于随机对照试验的系统回顾、同质性队列研究的系统评价或同种病例对照研究的系统评价。

B 级证据：至少公平的科学证据表明 O_3 – AHT 的临床益处大于潜在的风险。基于个体随机置信区间小、队列研究或病例对照研究。PubMed 数据库均可查到相关文献。

C 级证据：至少有公平的科学证据表明 O_3 – AHT 能够提供的临床益处，但利益风险不能确定。基于没有明确的批判性评价的专家意见、病例报告，或基于生理学、实验室研究，或 "基本原则"，或描述性流行病学。PubMed 数据库均可查到相关文献。

D 级证据：主要根据 O_3 – AHT 编写组专家临床实践，PubMed 数据库暂无相关文献支持。

（一）适应证

A 级证据：无。

B 级证据：

1. 慢性肝炎[3-4]。

2. 下肢动脉缺血[5-8]。

3. 突发性耳聋[9-10]。

4. 年龄相关性黄斑变性（萎缩性）[11]。

C 级证据：

1. 哮喘[12]。

2. 多发性硬化[13-14]。

3. 头痛[15]。

4. 痛风[16-17]。

5. 脑梗死[18-19]。

6. 骶髂关节炎[20]。

7. 带状疱疹后神经痛[21]。

8. 癌症辅助治疗[22-23]。

D 级证据：

1. 慢性缺血性心脏病。

2. 失眠。

3. 类风湿。

（二）效果不确定疾病

1. 呼吸衰竭，个案报道 O_3 – AHT 对改善呼吸衰竭症状有效，需要更多临床研究证据支持。

2. 肾功能衰竭，有文献报道 O_3 – AHT 可以增加肾小球过滤[4]，需要更多临床研究证据支持。

3. 银屑病，临床实践证明 O_3 – AHT 对部分银屑病有效，但也有少部分患者病情反而加重。

4. 高脂血症，O_3 – AHT 对部分高血脂患者疗效显著。

（三）正在研究疗效和安全性的疾病

1. 系统性红斑狼疮、干燥综合征、皮肌炎、硬皮病、强直性脊柱炎等免疫性疾病，从机制上推断 O_3 – AHT 有效，临床实践也发现对部分患者有效，但需要更多临床经验和循证医学证据。

2. 帕金森病、亨廷顿氏病、克雅氏病、小脑萎缩等神经退行性疾病，已证实 O_3 – AHT 对多发性硬化病有效，对其他神经退行性病变的疗效不明确。

3. 呼吸系统（呼吸系统肿瘤除外），目前仅有证据 O_3 – AHT 对哮喘有效，其他呼吸系统疾病的疗效有待研究。

4. 泌尿、消化、生殖系统疾病，尚无 O_3 – AHT 对这 3 个系统常见病疗效的证据。

（四）不建议开展疾病

1. 血液系统疾病。

2. 甲状腺功能减退。

3. 肺栓塞。

五、主要风险

1. 抗凝剂，抗凝剂偏少会引起血栓，过量会导致凝血功能障碍。

2. 气体栓塞，操作不当可能造成气体进入血管，形成气体栓塞。

3. 对高龄及心功能不全患者，引血或回输过快有诱发心力衰竭的可能。

六、不良反应及并发症

1. AHT 可能加重银屑病症状，并出现皮肤水肿，甚至有报道 O_3 – AHT 导致银屑病死亡 1 例。[24]

2. 三氧自体血回输过程出现低血压，尤其口服 ACEI 药物患者，低血压发生概率增高，此类患者实施 O_3 – AHT 时应全程监测血压。

3. 可能诱发急性冠脉综合征和急性心肌梗死[25]。

4. 慢性肾衰合并糖尿病患者，O_3 – AHT 可能会诱发高血钾[26]。

七、操作流程

1. 每个疗程开始前，应检查血常规、凝血、生化、甲状腺功能和传染病。

2. 建议治疗前 1 小时饮水量 ≥300 mL，利于血液稀释和引血。

3. 核对患者信息，常规监测脉搏血氧饱和度，急救设施和药品处于备用状态。

4. 患者取坐位或仰卧位，首选肘静脉、正中静脉和贵要静脉等大静脉。

5. 建议按 1.2 ~ 1.3 mL/kg 计算采血量，为方便临床应用，通常采血 100 mL 与 25 mL 抗凝剂混合，也即抗凝剂与血液容量按 1 : 4 比例混合。

6. 推荐三氧浓度为 10 ~ 40 μg/mL，可以从低浓度开始，随治疗次数增加逐渐提高；三氧混合气体与血液容量按 1 : 1 比例混合，气体与血液混合后，缓慢摇匀 3 ~ 5 min，避免剧烈振荡。

7. 三氧化血回输速度为 75 ~ 150 滴/min（5 ~ 10 mL/min）。推荐将 100 mL 三氧化血 20 min 内输回体内。回输速度按先慢后快的原则进行调节。

8. 建议拔除套管针后按压 5 min 以上，留院观察 15 min 左右。

八、治疗参数及注意事项

1. 治疗频率：每天 1 次，或每周 1~3 次。

2. 疗程：每个疗程 10 次，每年两个疗程或更多。

3. O_3 – AHT 过程中所有接触三氧的容器和管路均应选用抗氧化材料或玻璃器皿。

4. 禁止将任何气体直接注入血管。

参考文献

［1］ SHERMAN M，BURAK K，MAROUN J，et al. Multidisciplinary Canadian consensus recommendations for the management and treatment of hepatocellular carcinoma ［J］. Current oncology，2011，18（5）：228 – 240.

［2］ PHILLIPS B，BALL C，SACKETT D，et al. Oxford centre for evidence-based medicine levels of evidence（March 2009）［EB/OL］.［2009 – 06 – 24］. https：//www. cebm. net/ 2009/06/oxford-centre-evidence-based-medicine-levels-evidence-march – 2009/.

［3］ ZAKY S，KAMEL S E，HASSAN M S，et al. Preliminary results of ozone therapy as a possible treatment for patients with chronic hepatitis C ［J］. Journal of alternative & complementary medicine，2011，17（3）：259 – 263.

［4］ GU X B，YANG X J，ZHU H Y，et al. Effect of medical ozone therapy on renal blood flow and renal function of patients with chronic severe hepatitis ［J］. Chinese med jcal journal，2010，123（18）：2510 – 2513.

［5］ MAKAROV I V，LUKASHOVA A V. Use of drug-free methods of treatment in comprehensive therapy of patients with stage Ⅱ chronic lower limb ischaemia ［J］. Angiol Sosud Khir，2015，22（2）：21 – 26.

［6］ DE MA，VAND Z H，BOCCI V. Major ozonated autohemotherapy in chronic limb ischemia with ulcerations ［J］. Journal of alternative & complementary medicine，2005，11（2）：363 – 367.

［7］ TYLICKI L，NIEWEGLOWSKI T，BIEDUNKIEWICZ B，et al. The influence of ozonated autohemotherapy on oxidative stress in hemodialyzed patients with atherosclerotic ischemia of lower limbs. [J]. International journal of artificial organs, 2003, 26 (4): 297.

[8] ABYSHOV N S, ABDULLAEV A G, ZAKIRDZHAEV E D, et al. The results of combined surgical treatment of thromboangiitis obliterans and critical lower limb ischemia using prolonged epidural analgesia and autohemotherapy with ozone [J]. Khirurgiia, 2016 (9): 45.

[9] ERGZÖEN S. The place of hyperbaric oxygen therapy and ozone therapy in sudden hearing loss [J]. Brazilian journal of otorhinolaryngology, 2016, 83 (4): 457 –463.

[10] RAGAB A, SHREEF E, BEHIRY E, et al. Randomised, double-blinded, placebo-controlled, clinical trial of ozone therapy as treatment of sudden sensorineural hearing loss [J]. Journal of laryngology & otology, 2009, 123 (1): 54 –60.

[11] BORRELLI E, DIADORI A, ZALAFFI A, et al. Effects of major ozonated autohemotherapy in the treatment of dry age related macular degeneration: a randomized controlled clinical study [J]. International journal of ophthalmology, 2012, 5 (6): 708.

[12] HERNÁNDEZ ROSALES F A, CALUNGA FERNÁNDEZ J L, TURRENT F J, et al. Ozone therapy effects on biomarkers and lung function in asthma. [J]. Archives of medical research, 2005, 36 (5): 549 –554.

[13] MOLINARI F, RIMINI D, LIBONI W, et al. Cerebrovascular pattern improved by ozone autohemotherapy: an entropy-based study on multiple sclerosis patients [J]. Medical & biological engineering & computing, 2017, 55 (8): 1 –13.

[14] MOLINARI F, SIMONETTI V, FRANZINI M, et al. Ozone autohemotherapy induces long-term cerebral metabolic changes in multiple sclerosis patients [J]. International jounal of ophthalmology, 2014, 27 (3): 379 –389.

[15] CLAVO B, SANTANARODRIGUEZ N, GUTIERREZ D, et al. Long-term improvement in refractory headache following ozone therapy [J]. Journal of alternative & complementary medicine, 2013, 19 (5): 453 –458.

[16] LI L Y, NI J X. Efficacy and safety of ozonated autohemotherapy in patients with hyperuricemia and gout: a phase i pilot study [J]. Experimental & therapeutic medicine, 2014, 8 (5): 1423 –1427.

[17] LI L Y, MA R L, DU L, et al. Ozonated autohemotherapy modulates the serum levels of inflammatory cytokines in gouty patients [J]. Open access rheumatology research & reviews, 2017 (9): 159 – 165.

[18] WU X, LI Z, LIU X, et al. Major ozonated autohemotherapy promotes the recovery of upper limb motor function in patients with acute cerebral infarction [J]. Neural regeneration research, 2013, 8 (5): 461 – 468.

[19] WU X N, ZHANG T, WANG J, et al. Magnetic resonance diffusion tensor imaging following major ozonated autohemotherapy for treatment of acute cerebral infarction [J]. Neural regeneration research, 2016, 11 (7): 1115 – 1121.

[20] ÃARLI A B, INCEDAYI M. Oxygen-ozone autohemotherapy in sacroiliitis [J]. Acta reumatologica portuguesa, 2017, 42 (4): 144 – 147.

[21] HU B, ZHENG J, LIU Q, et al. The effect and safety of ozone autohemotherapy combined with pharmacological therapy in postherpetic neuralgia [J]. Journal of pain research, 2018, 27 (11): 1637 – 1643.

[22] CLAVO B, PÉREZ J L, LÖEPZ L, et al. Ozone therapy for tumor oxygenation: a pilot study [J]. Evidence-based complementary and alternative medicine, 2004, 1 (1): 93.

[23] CLAVO B, RUIZ A, LLORET M, et al. Adjuvant ozonetherapy in advanced head and neck tumors: a comparative study [J]. Evidence-based complementary and alternative medicine, 2004, 1 (3): 321 – 325.

[24] MARCHETTI D, LA M G. An unexpected death during oxygen-ozone therapy [J]. American journal of forensic medicine & pathology, 2000, 21 (2): 144 – 147.

[25] CAĜIN MUSTAFA ÜREYEN, BAS C Y, SAKIR A. Myocardial infarction after ozone therapy: is ozone therapy Dr. Jekyll or Mr. Hyde? [J]. Cardiology, 2015, 132 (2): 101 – 104.

[26] TANG W J, JIANG L, WANG Y, et al. Ozone therapy induced sinus arrest in a hypertensive patient with chronic kidney disease: a case report [J]. Medicine, 2017, 96 (50): e9265.

特别鸣谢 （排名不分先后）

首都医科大学宣武医院 　　　　天津医科大学第二医院

上海同济大学附属东方医院 　　吉林省人民医院

兰州市妇幼保健院 　　　　　　徐州仁慈医院

杭州市第一人民医院 　　　　　安溪明仁医院

福州市中医院 　　　　　　　　巴州人民医院

安徽省淮北矿工总医院 　　　　郑州市第一人民医院

天津中医药大学第一附属医院 　解放军第 266 医院

桦甸市中医医院 　　　　　　　吉林省辽源市西安区医院

吉林省延边州汪清县人民医院 　江苏省扬州市水建医院

天津市河西医院 　　　　　　　平遥长龄脑血管病医院

济宁市中医院 　　　　　　　　长沙市泰和医院

玉田县中医院 　　　　　　　　天津津民医院

大同市中西医结合医院 　　　　安徽省阜阳市第六人民医院

新民市中医院 　　　　　　　　北京医星医院

威海市文登区皮肤病医院 　　　巴彦淖尔市慈善医院

天津北辰医院 　　　　　　　　河南省南阳豫西协和医院

辽阳县中医院 　　　　　　　　南阳第六人民医院

中国医科大学航空总医院 　　　北京大学航天中心医院

感谢以上机构为本书及为三氧医学发展做出的贡献！